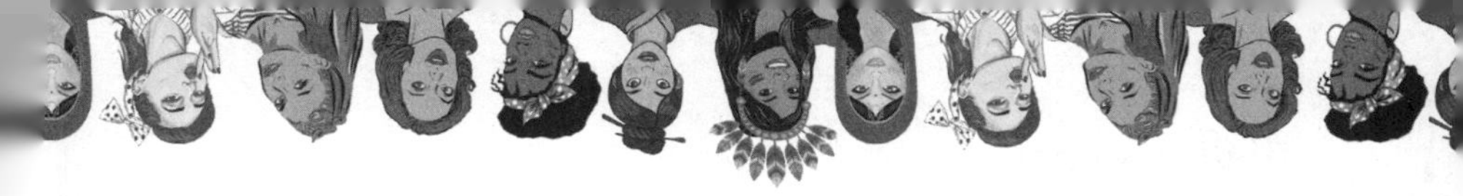

COORDENAÇÃO EDITORIAL
Amira Awada e Rosely Maria

Mulheres raras

SÃO PAULO | 2022

1ª edição

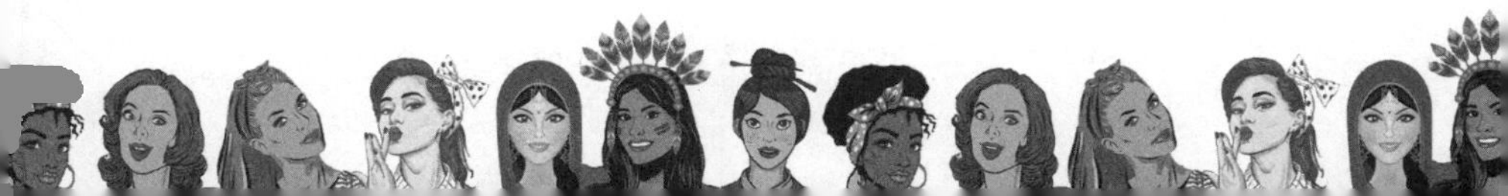

Mulheres raras

DIREÇÃO GERAL: **Eduardo Ferrari**
EDIÇÃO GERAL: **Ivana Moreira**
ASSISTÊNCIA EDITORIAL: **Letícia Helena Nunes**
CAPA: **Rosely Maria**
PROJETO GRÁTICO E DIAGRAMAÇÃO: **Estúdio EFe**
FOTOS: **Acervo Instituto Vidas Raras**
REVISÃO DE TEXTO: **Gabriela Kimura**
BANCO DE IMAGENS: **PNGtree e Pixabay**

Dados Internacionais de Catalogação na Publicação (CIP)
(eDOC BRASIL, Belo Horizonte/MG)

M956 Mulheres raras / Coordenadoras Amira Awada, Rosely Maria. – São Paulo, SP: Literare Books International, 2022.
14 x 21 cm

ISBN 978-65-5922-285-8

1. Literatura de não-ficção. 2. Mulheres – Crônicas brasileiras. 3. Superação. I. Awada, Amira. II. Maria, Rosely.
CDD B869.3

Elaborado por Maurício Amormino Júnior – CRB6/2422

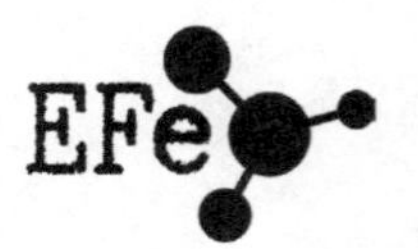

EFEDITORES
Rua Haddock Lobo, 180Cerqueira César
01414-000 | São Paulo - SP
www.efeditores.com.br
contato@ efeditores.com.br

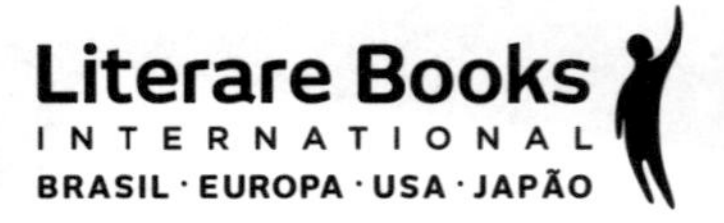

LITERARE BOOKS INTERNATIONAL
Rua Antônio Augusto Covello, 472
Vila Mariana | 01550-060 | São Paulo - SP
www.literarebooks.com.br
contato@ literarebooks.com.br

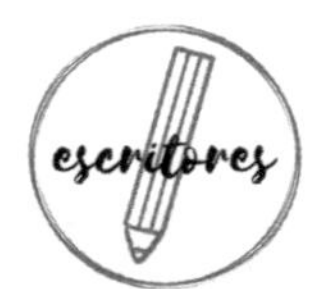

Esta obra integra o selo "Escritores", uma iniciativa conjunta das editoras EFeditores e Literare Books International.

O texto deste livro segue as normas do Acordo Ortográfico da Língua Portuguesa.

1ª edição, 2022 | Printed in Brazil | Impresso no Brasil

Mulheres raras

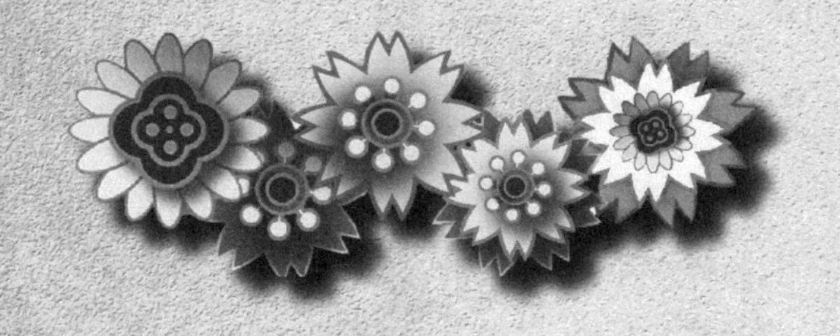

ÍNDICE

CAPÍTULO 1

APRESENTAÇÃO

Rara.... O dicionário diz: "de qualidades admiráveis, excepcional". Não poderia haver definição melhor para as homenageadas deste livro. Vencedoras do Prêmio Mulheres Raras, elas merecem toda a admiração pelo que fazem de extraordinário. Seja cuidando, lutando, estudando, pesquisando, divulgando, desafiando ou enfrentando tudo e todos em prol de uma sociedade mais inclusiva para as pessoas com doenças raras.

As doenças raras não escolhem etnia, raça, cor, estado civil, idade ou classe social. Por isso, nós, do Instituto Vidas Raras, temos orgulho de reconhecer mulheres tão diferentes, de Norte a Sul do país, que tomam as rédeas do próprio destino e tratam a doença como uma força motriz, não como um obstáculo intransponível.

Pesquisas não oficiais indicam que apenas 17% delas não são abandonadas pelo companheiro ou pai da criança após o diagnóstico de uma síndrome rara. A solidão e a dor, porém, acabam sendo superadas pela necessidade de seguir em frente e oferecer ao filho ou filha rara todo o suporte emocional e financeiro que ele precisa para viver com a máxima qualidade possível.

Assim, é impossível não se emocionar com a história de Marília Castelo Branco enfrentando o luto pela morte do filho Thales para criar a Síndrome do Amor. Ou acompanhar o dia a dia da Super Nina, a garotinha que transformou a vida de sua mãe, Lisiane Bernardi. Impossível também não admirar o orgulho de Adriana Santiago com os primeiros passos da filha, a rara Leticia, na faculdade de medicina.

Por falar em ciência, palmas para mulheres como a bióloga Michelle Dettoni, a endocrinologista pediátrica Cristiane Kopacek e as geneticistas Rayana Maia e Raquel Tavares

Boy da Silva, que estão na linha de frente do acolhimento e do compartilhamento de informações. E se o assunto é informação, a jornalista Patrícia Serrão move mundos e fundos para espalhar histórias de outros raros como ela. A fonoaudióloga Denise Lucheta é outra craque nesse time de mulheres que não mede esforços para aprender e informar.

Sem perder o bom humor e a ternura, duas garotas, Fernanda Martinez e Leticia Fabri, estão todos os dias nas redes sociais, arrebatando milhões de seguidores a partir de uma premissa simples: os raros estão por todos os lados. Os 13 milhões de brasileiros diagnosticados com síndromes pouco conhecidas podem ser a pessoa que se senta ao nosso lado no ônibus, a vendedora de uma loja ou a criança que corre em uma pracinha.

Tirar o manto da invisibilidade é fundamental, diz a atriz Kely Nascimento, cuja trajetória no mundo dos raros está só começando, com uma mistura de arte e coração. Todas essas jornadas se refletem na vida de Carminha Corrêa, a decana das Mulheres Raras. Há mais de 40 anos na batalha com o filho, o padre Marlon Múcio que tem a raríssima RTD, ela é um exemplo de força e fé para todas nós. "É muito lindo, mas é preciso muita coragem", diz Carminha, bicampeã do Prêmio Mulheres Raras.

É com essa coragem que, juntas, avançaremos ainda mais. Por uma sociedade com mais visibilidade, mais inclusão, mais informação, mais políticas públicas, mais acolhimento. O Prêmio Mulheres Raras é o nosso agradecimento a todas essas mulheres que fizeram de suas vidas uma missão de salvar outras.

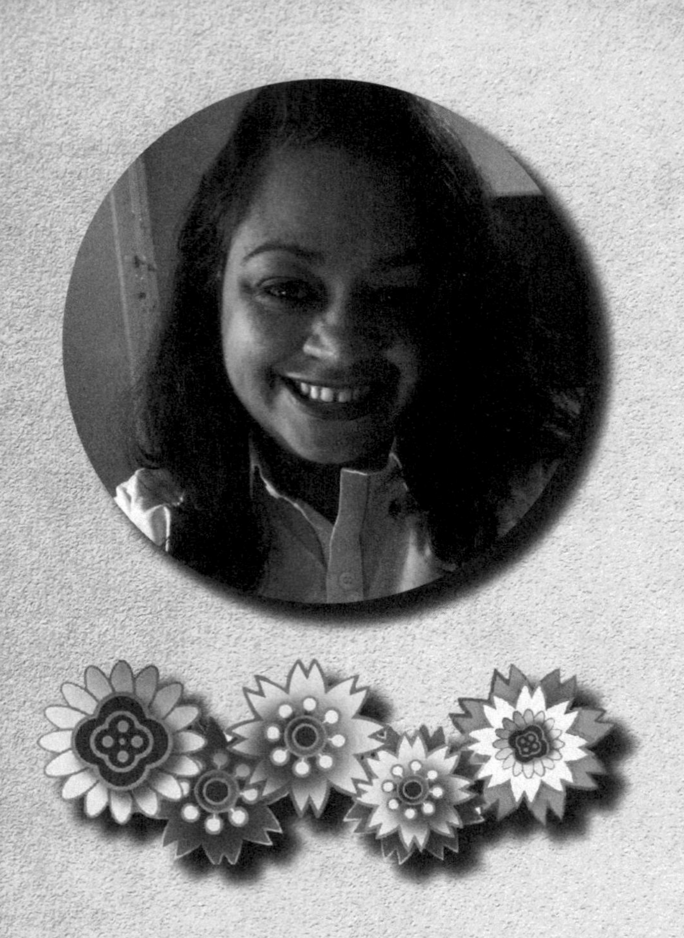

CAPÍTULO 2

DE MÃE PARA FILHA

A psicóloga Adriana Santiago acredita que algumas coisas que acontecem na nossa vida tem um porquê. Talvez, isso explique um episódio que vivenciou com a filha Letícia, então com 6 para 7 anos. A menina teve uma crise adrenal, mesmo sem saber que era uma crise adrenal. Foi parar em uma emergência. No hospital, Adriana implorou à médica por ajuda. Há meses, ela tentava entender o que acontecia com a menina. "Ela radiografou a Letícia inteira. Minha filha estava muito mal. Isso era por volta das 3 da manhã. E ela falou: 'o estado da sua filha é grave. Eu não posso fazer o que eu vou fazer, mas eu vou tirar o acesso dela do soro. Você vai pro hospital tal, porque se você deixar ela aqui nós vamos perder a sua filha. Mas eu não posso liberar porque é risco de vida'. A médica me sugeriu dar uma de doida e sair com Leticia de lá".

Adriana estava no box da emergência, ajoelhada e pedindo a Deus que salvasse a Letícia, que desse uma luz. E aí apareceu essa médica. "Meu marido estava na salinha de espera. Ela tirou o acesso, me deu os exames, como se eu os tivesse roubado. E saí correndo, dizendo que não ia ficar. Meu marido achou que tinha surtado naquela hora. Eu disse: 'eu não estou louca, confia em mim'. E ele comprou meu barulho e fomos embora".

No meio do caminho, Adriana avisou ao marido para ir direto ao hospital. Pegaram todos os sinais vermelhos no caminho, mas nem repararam. Chegando lá, quem estava de plantão era o próprio dono. E ele salvou a vida da menina.

Aqui, essa história vai voltar no tempo. Antes desse episódio, por longos três anos, que pareceram uma eternidade, a psicóloga Adriana Santiago peregrinou de médico em médico, de hospital em hospital, em busca de diagnóstico para sua filha. Leticia, então com 6 anos, parou de andar, não tinha força muscular. Só vomitava. Uma luta do tamanho da força de vontade da família. "Quase perdi minha filha. Os médicos, a cada hora, diziam uma coisa. Um falou que era manha; outro que era dor do crescimento; outro disse que a mãe era neurótica, que estava vendo coisa que não existia. Eu quando falo dessa época, eu lembro que de neuróticos eu entendo".

Nessa época, Adriana era totalmente leiga em relação às doenças raras. "Parecia algo de ficção científica", lembra ela. Mas a saúde de Letícia exigia cada vez mais cuidados e a psicóloga resolveu pedir ajuda ao médico que atendera seu filho caçula. O menino nasceu de 6 meses e ficou 60 dias internado em uma UTI, onde o profissional trabalhava. "Há sempre aqueles médicos com quem você tem uma relação mais próxima, com mais afinidade. E eu fui atrás desse médico. Até hoje ele é apaixonado pela Letícia. E ele falou assim: eu acho que isso é insuficiência adrenal. É Doença de Addison".

O diagnóstico veio atrelado a uma notícia complicada: o médico estava de mudança para o Canadá. Ainda assim, ele orientou Adriana a procurar um endocrinologista e falar sobre essa suspeita. "Eu achei que estava ótima, maravilhosa com o diagnóstico, com o possível diagnóstico e que, agora, ia dar tudo certo. E começou a minha via-crucis. Mesmo chegando com o diagnóstico, eles diziam que não, que não era, que era muito raro. E que a insuficiência adrenal se dá depois dos 30 anos. E minha filha tinha apenas 5 anos. Ou seja: era ainda mais raro. Teve uma que chegou a rir da minha cara, ela deu uma gargalhada. Abriu um livro e começou a ler sobre insuficiência adrenal na minha frente".

A confiança no médico que a orientou havia vacilado. "Pensei que, infelizmente, ele estava equivocado. Vários falando que não e só um dizendo que sim. E a minha filha só piorando, só piorando". Até que veio o dia da visita à emergência, da fuga do hospital e do encontro com um outro médico, em outra clínica. Adriana falou da insuficiência adrenal, e, mesmo sem saber o que estava fazendo, o tal médico deu a injeção de corticóide. "Minha filha é dependente de corticóide. E foi diagnosticada com pneumonia atípica. Ela passou uma semana internada e ficou bem, claro, ela estava tomando o corticóide, que é o que ela precisava".

Pessoas com Doença de Addison não fabricam cortisol, ou fabricam de uma forma muito insuficiente. E aí, quando faz o desmame do corticóide, em determinada dose, pode piorar. Adriana voltou a buscar um diagnóstico para Letícia a partir do remédio. Nada é mesmo por acaso. "Eu voltei naquela primeira hipótese, do primeiro médico, lá atrás. Não é possível, tem alguma coisa a ver com esse adrenal. Entrei no Orkut pensando: 'deve ter outras pessoas com isso e vou atrás delas".

A pesquisa na internet levou Adriana para o lugar errado. Ela chegou a um grupo de Hiperplasia Adrenal Congênita. E já chegou chegando, implorando por ajuda. Duas mães do grupo vieram em seu auxílio. "Duas mulheres fantásticas. Uma das mulheres era meio que uma pesquisadora. O que eu faço hoje, ela fazia antes. Ela falou: isso é Doença de Addison. É insuficiência adrenal'.Ela me explicou que a Hiperplasia era outra coisa. Pedi desculpas, mas, na hora que informei que ia sair do grupo, ela me pediu para ficar".

A razão é simples: a insuficiência adrenal é muito rara em crianças, ao contrário da hiperplasia. No grupo, Adriana poderia conhecer crianças que enfrentavam um problema parecido e não estaria restrita a discutir o problema apenas com pacientes adultos. "A hiperplasia adrenal é uma doença genética. As crianças nascem com ela e o teste do pezinho detecta. A insuficiência adrenal não é genética. Geralmente, é uma doença autoimune. Mas o protocolo é o mesmo, a medicação é a mesma. A hiperplasia é uma forma da insuficiência adrenal".

Desse contato meio que no tranco com o universo das doenças raras ficou uma lição, que Adriana usa hoje quando vai explicar para outras mães a diferença entre as duas doenças. Eu explico: 'seu filho veio quebrado de fábrica; e a minha filha quebrou no meio do caminho', diz ela.

A mãe que abriu os braços para acolher Adriana tinha outro propósito. Com uma filha já adulta, sonhava em encontrar uma substituta para a missão de orientar outras famílias. Ela disse para mim: 'eu já estou cansada e eu vou te ensinar tudo o que eu sei". Eu era daquelas que perguntava tudo. E ela me pediu uma coisa: 'Você vai me prometer que, quando você acabar, que souber tudo, você vai ajudar outras mulheres, outras pessoas'. Eu nem hesitei. Mas também não imaginava o que eu ia fazer".

Adriana achava que ficaria por ali, no mundinho da hiperplasia e da doença de Addison. Só que, do nada, a mãe que a orientou sumiu do mapa. "Eu não tenho contato com ela hoje. Sumiu, sumiu. E aí eu tive a ideia de abrir um grupo no WhatsApp e, com a minha escuta de psicóloga, tentar entender o que vai acontecer com a minha filha lá na frente. Como essas pessoas reagem".

Pela nossa experiência no Vidas Raras, fica claro que os grupos são, cada vez mais, uma fonte importante de informações, além de acolherem as famílias e os pacientes. A essa altura, o grupo de que Adriana participava já havia saído do Orkut para o Facebook, mas ela considerava que poderia avançar mais no entendimento da doença de Leticia. "No WhatsApp, é um grupo mais intimista e eu teria o feeling dessas pessoas. Pensei: 'vou aprender com eles' Mas, aí, quando as primeiras pessoas chegaram... sabiam menos do que eu. E foi chegando mais gente e a gente se tornou uma grande família".

Mais do que a troca e o afeto, a psicóloga observa que era sempre muito bom notar que as pessoas não se consideram apenas um nome ou um número. Elas se sentiam amparadas e se viam como parte de uma família. "Só que chega uma hora que você precisa ser pessoa jurídica, precisa formalizar as coisas. Foi quando com as pessoas que eu conheci por meio do WhatsApp, fundamos a associação".

Adriana se refere à Associação Brasileira Addisoniana, da qual, hoje, é vice-presidente. A presidente é a médica Adriana Fadel, parceria de longa data. "A Adriana chegou até o meu grupo de WhatsApp porque estava totalmente perdida, desesperada. Ela queria entender o que acontecia com ela, e eu levei aquele choque: 'meu Deus, ela é uma médica'. E eu estava fazendo um curso em São Paulo. Nós nos encontramos e teve uma identificação imediata. Ficamos mais de dez horas conversando, porque ela queria saber tudo sobre a doença".

Depois dessa longa conversa, Adriana abriu o jogo: falou que, se fosse para criar uma ONG, fazer um trabalho, a xará médica seria a melhor parceira para isso. E não é que a outra Adriana comprou a ideia? Com o tempo e muito esforço, transformaram uma simples ideia em realidade. "Ela começou a me ajudar e montamos a primeira associação do Brasil. Depois, ficamos sabendo que foi a primeira associação da América Latina. Hoje, ajudamos também aos hermanos".

Leticia, a responsável por isso tudo, está com 19 anos. Leva uma vida relativamente normal tomando corticóide. O que acontece com quem tem insuficiência adrenal? Se a pessoa tem uma dor de garganta, o seu organismo produz, duplica, triplica, a produção de cortisol. Nos pacientes com Addison, isso não acontece. Então, é preciso dobrar ou triplicar a medicação. Mas, às vezes, surgem vômitos. Não adianta o paciente tomar uma coisa que vai botar fora.

"Aí precisa correr para a emergência, e tomar o soro e a hidrocortisona na veia. Pois eles perdem potássio e sódio muito rapidamente e podem vir a óbito. Uma das coisas que conseguimos na pandemia, foi o kit emergência que, mal comparando, é a insulina dos diabéticos. E, se tiver algum problema, os addisonianos podem tomar a injeção em casa e depois vão para o hospital para ver o que está acontecendo. Isso reduz a taxa de mortalidade".

Adriana participa de um grupo de insuficiência adrenal e covid, em um painel consultivo internacional, com várias associações do mundo. Em um encontro, uma das coisas que a surpreendeu foi a reação dos colegas estrangeiros quando souberam que o Brasil não tinha, até então, o kit. "A primeira coisa que disseram lá foi: 'vamos dobrar o número de kits para ter em casa'. E eu falei: 'o Brasil não tem kit'. Todo mundo se calou.Eu me lembro que uma representante dos Estados Unidos replicou: 'Nós vamos orar por vocês'. Imagina. Se uma dor de garganta leva a esse problema todo e a ter que ir para o hospital, naquela época, que estava aquele pandemônio, as pessoas iriam morrer. E nós tivemos óbitos. Nós tivemos perdas dentro da insuficiência adrenal por causa da covid. Eu fiquei desesperada".

A batalha pelo kit teve um padrinho poderoso. Um professor

de Oxford informou que queria conhecer a representante do Brasil, e que, na próxima reunião, queria entender por que o Brasil não tinha o kit. Eu expliquei a ele que a gente não tinha kit nem cartão de identificação. Tudo o que a associação faz é do zero. "Eu não tinha nem ideia da sumidade que eu estava falando. Ele disse: 'sou relativamente conhecido no Brasil. Vou pedir o kit pra vocês". Eu brinco e falo que o nosso kit tem um "quê" de londrino, porque ele foi na Sociedade de Endocrinologia e foi perguntar porque o Brasil não tinha o kit. A partir desse empurrão, as portas começaram a se abrir. E vários médicos aqui do Brasil estavam apoiando. Hoje, existe aqui o kit no Brasil. Nós fizemos todo um aparato jurídico e o kit só sai pela ABA. Eu recebo a documentação e a Adriana prepara os kits. Só cobramos o frete, mas quem não tem condição, damos um jeito de mandar. E o kit, finalmente, é uma realidade no nosso país".

Até agora, a ABA já distribuiu mais de 400 kits. A associação, porém, tem mais de mil cadastrados e, no momento, está fazendo o primeiro cadastramento e mapeamento do país. Entre outros objetivos, querem ter números para cobrar políticas públicas. "Precisamos saber quem somos, onde estamos e quantos somos", afirma Adriana.

Esse trabalho de peso vem sendo feito por quatro pessoas: as duas Adrianas e os respectivos maridos. O pai de Letícia é geógrafo e trabalha com mapeamento. Já a médica Adriana é casada com um médico e cuidam da parte científica. Eles criaram o manual do kit e o passo a passo para usá-lo, com ajuda do pessoal de Oxford.

Foi uma doença rara que uniu as Adrianas. A médica descobriu na vida adulta. E a filha da psicóloga é a "rara das raras". "Normalmente é com 30 anos que a doença aparece. Mas a Letícia foi criança. É muito raro. Por se tratar de uma doença autoimune, é uma coisa aleatória quem vai ter e quem não vai ter".

Quis o destino que, agora com a doença de Addison sob controle, Leticia resolvesse se tornar médica. Ela está no segundo ano da Souza Marques, uma das faculdades particulares mais conhecidas do Rio de Janeiro. Para surpresa da mãe, a futura doutora já começou a dar sinais do caminho que vai seguir.

"Para passar para o segundo ano, você precisa fazer uma monografia. Geralmente, o tema tem que ser dentro do campus, porque o aluno precisa entrevistar pessoas. Ela falou com o tutor que queria escrever sobre a Doença de Addison. E ele falou: 'mas não tem isso dentro do campus'. Ela rebateu: 'Tem eu'. E assumiu perante a turma que tem uma doença rara. O orientador avisou que seria preciso consultar o Conselho de Ética. Letícia aceitou, recorreu ao Conselho e conseguiu aval para sua monografia".

E o resultado? Quem conta é a mãe "babona e assumida": ela tirou dez. Foi a que teve maior número de contribuições. Foram 180 contribuições". Será que vem aí uma doutora de doenças raras? "Ela sempre falou que queria ser cirurgiã, mas é comum entrar na faculdade pensando em uma coisa e ir mudando. Eu não esperava que ela escrevesse sobre o Adisson. Agora, a Letícia entrou na diretoria da liga de endocrinologia. Ou seja: a endocrinologia está indo".

Mesmo antes de formada, Letícia já dedica tempo a acolher outras mães que descobrem a doença nos filhos. Muitas vezes, são mulheres que querem apenas ver o quanto é possível levar uma vida normal após o diagnóstico. Infelizmente, nem todos conseguem manter a estabilidade do tratamento. "Ela conversa com as mães que chegam desesperadas. Porque já encontramos outras pessoas com insuficiência adrenal. Mães, né? E as pessoas querem ver o seu filho daqui a algum tempo. Foi tão bonito quando ela procurou os cadastrados, querendo fazer a pesquisa para a monografia. Todos toparam de imediato. Diziam: 'Nossa, nós vamos ter alguém falando na faculdade sobre isso'. Alguém com lugar de fala".

Tanto na universidade quanto na conversa com outros pacientes e suas famílias, Leticia faz questão de lembrar o pioneirismo do trabalho de Adriana. Mãe e filha foram indicadas juntas ao Prêmio Mulheres Raras, mas, desta vez, só a psicóloga levou, na categoria Dirigente de ONG. Adriana gosta de lembrar todas as mãos que lhe permaneceram estendidas ao longo da caminhada: as da xará Adriana Fadel, a dos maridos, as da super colaboradora Elga Marta Dalla

Vecchia e a de todas as mães que integram a associação. "Levei um baita susto com o prêmio, mas fiquei muito feliz. Não imaginava. Eu digo para o pessoal do Instituto (Vidas Raras) que somos um bebê prodígio que já quer falar, que já quer andar. Nossa associação faz três anos em abril de 2022. A Letícia não levou o prêmio, mas só de sermos indicadas, já me deixa super feliz.

Um prêmio desses traz uma visibilidade. Uma das hashtags que eu uso é #saindodainvisibilidade As pessoas começam a ver que tem alguma coisa ali, que nós somos os raros, os invisíveis, porque não tem nenhum estereótipo por fora. As pessoas nos olham e temos aquela casca normal. O tal normal". Adriana e Letícia seguem inspirando outras pessoas a tirar os raros da invisibilidade.

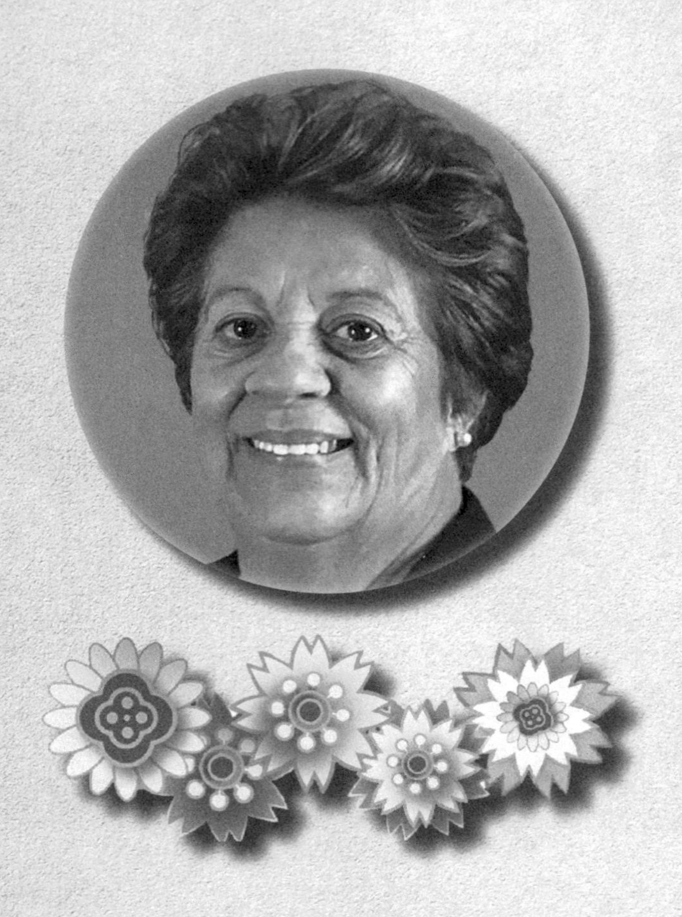

CAPÍTULO 3

BICAMPEÃ EM SUPERAÇÃO

É bicampeã: Carminha Corrêa, mãe do padre Marlon Múcio, conquistou, pela segunda vez, o Prêmio Mulheres Raras. Em 2021, o reconhecimento foi na Categoria Superação. Não é para menos: o ano passado foi um dos mais difíceis na vida do filhote, com uma sucessão de cirurgias e internações. Carminha permaneceu firme, com a força inabalável que só as mães têm. "Eu acho que ganhei esse prêmio por eu cuidar tanto desse menino. Estou com ele 24 horas por dia. As pessoas me consideram capacitada", diz Carminha.

Carminha sabe que ganhar o prêmio significa dar mais visibilidade aos raros e ao trabalho das famílias e dos cuidadores. Inspirar outras pessoas não é fácil. "É muito lindo, mas é preciso coragem, muita fé para levar adiante, todos os dias, seja em casa ou na UTI".

Somente no ano passado, Carminha ficou quatro meses na UTI, enquanto o padre lutava contra uma série de complicações. Movida por um sentimento que jamais a abandonou, mesmo nos piores dias, de uma jornada que começou quando o filho ainda era pequeno. "O que me move é a fé e o amor por ele. A fé de Maria passa à frente e me dá essa força", assegura ela.

E é realmente preciso muita fé para acompanhar um raro tão raro. O filho de Carminha tem deficiência do transportador de riboflavina (RTD), uma doença que estima-se afetar apenas 300 pessoas no mundo todo – das quais nove no Brasil. O diagnóstico foi tardio: só veio em março de 2019, quando o padre já estava com 45 anos. Demorou, mas a intuição da mãe coragem estava certa.

"Ele era uma criança assim mais quieta, raramente fazia umas baguncinhas. Mas na escola era comportado, só tirava dez. Dez, dez, dez. Tinha tempo para estudar e fazer tudo direitinho. Eu já via a diferença nele. Depois foi crescendo e se preparando para a primeira eucaristia. Gostava de ir à missa todos os domingos. E quando a gente não podia ir, ele ia sozinho. Daí para frente, foi direto pra igreja, pra grupos de oração, tocar, cantar e por aí. Era diferente, mas eu não conseguia entender o que era. Sabia que era especial, diferente dos outros adolescentes".

Carminha compreendia que era algo além da vocação religiosa, pouco comum também para os jovens de hoje , mesmo em uma família tão católica. Ela e o pai de Marlon Múcio se conheceram na fila da comunhão.

"O Marlon saía com as turminhas, colegas de escola, mas nada sério. Eu achava que ele era diferente por causa da vocação. Hoje, sei que também tinha a ver com a doença. Ele trabalhava, mas preferia, na hora do almoço, encostar em um cantinho e dormir. Até mesmo no banheiro, sentava lá e dormia. Nós atribuímos o cansaço ao fato de ele fazer faculdade à noite. Ele dormia até em pé, sempre cansado. E eu imaginava; ' meu Deus, o que será? Ele não vai dar conta'. Já era uma doença rara".

A desconfiança que havia algo errado com o filho - e que as visitas constantes a médicos, os exames de todos os tipos, as internações consecutivas não concluíam nada - levaram os pais a vacilar quando Marlon anunciou que queria ser padre. "O pai dele foi o primeiro a responder: 'Você não vai dar conta'. Aí eu fiquei pensando: 'deixa ele tentar, né?' A vida de seminarista era puxada, mas ele merecia correr atrás do sonho".

Apesar da fadiga, que é uma característica da RTD, Marlon Múcio, para orgulho de Carminha, formou-se padre e iniciou uma bem sucedida trajetória religiosa. O fantasma da doença, porém, vez ou outra, assombrava a família. De 2013 a 2019, a saúde do primogênito se deteriorou. Em contrapartida, a busca por respostas se intensificou.

"O dia que saiu o resultado da doença, foi um alívio muito grande para mim. Cada vez que ele passava no médico... E foram tantas... Cada exame, eu pedia: 'Meu Deus, mostre a doença que ele tem. Porque sabendo a doença, a gente sabe qual é o tratamento'. Qual foi o meu desespero, porque descobrimos a doença e ele não melhorou. Pelo contrário, foi piorando. Mas, se não tivesse feito o tratamento, seria pior ainda".

Com a doença identificada, Carminha sentiu o alívio de quem lutou a vida inteira para provar que não era apenas coisa de "mãe de primeira viagem" sua desconfiança em relação à saúde de Marlon Múcio. E nem poderia ser. Ela nasceu em uma família muito pobre, no interior de Minas Gerais, com 11 filhos. A terceira, em uma escadinha de cinco meninas e seis meninos. Portanto, desde muito pequena, ela lidava com crianças e aprendeu, na prática, a observar como se comportam. "Até hoje, os mais novos me chamam de mainha. Eu tenho um irmão que tem a idade do padre", conta a bicampeã do Mulheres Raras. "Meus irmãos choravam, o que é normal. Só que o padre chorava 24 horas por dia. E eu pensava: 'o que se passa?' Levava ao médico e o médico não achava nada. Tinha alguma coisa errada, mas ninguém acertava. Levava num monte de médico, em tudo quanto é canto, mas nunca ninguém achou nada".

As dificuldades financeiras da família fizeram com que Carminha interrompesse os estudos no Ensino Médio. Os cuidados com a casa e com os irmãos menores se sobrepuseram à vontade de seguir adiante na escola. Depois de casada, ela se dedicou ao lar e aos filhos – Marlon Múcio e Paulo Gustavo. "É interessante porque hoje ela é a primeira revisora dos meus textos. Eu escrevo bastante também. E ela pega assim: 'olha esse verbo, olha essa palavra solta. O que você quis dizer aqui no texto?' E eu penso: 'Olha, como é que eu não percebi?' Eu escrevo, leio dez vezes, mas não... a gente lê o que quer, né, não o que está escrito. E a mamãe é a primeira revisora. Deus mesmo é quem capacita para as jornadas", diz o padre, que não poupa elogios para a mãe.

Carminha tem outra explicação. "Antigamente, quando a gente estudava, estudava mesmo". A modéstia é um dos traços de personalidade de Carminha. Tanto que ela trata com naturalidade o fato de ser procurada por pessoas que também são raras ou têm parentes raros. "Para a mãe de um raro, eu tento explicar. Cada raro é um raro. Um não é igual ao outro. Trocamos ideias para ver se alguma coisa serve para ajudar a outra. Quando ele era pequeno, eu não tinha com quem falar. Sempre torci para encontrar alguém na mesma condição, para saber como era".

Transmitir informação não é fácil. Muitas famílias oscilam entre o luto e a negação ao receber um diagnóstico. E, de fato, como não cansamos de repetir no Instituto Vidas Raras, ainda não há respostas para tudo nesse universo. "É difícil para as pessoas entenderem. Por que o Marlon toma muito remédio e não fica bem de todo? Você vai explicar que a doença não tem cura, que tem melhoras, mesmo com esse tantão de remédio? Se não tivesse tomado esses remédios, tinha dado errado".

Carmina reconhece que fica muito emocionada em ver o filho tão ativo. Ela sabe que o tratamento, seja com remédio, fisioterapia, fonoaudiologia, nutricionista, médicos, serve apenas para prolongar o tempo de vida do padre. Marlon Múcio toma 220 comprimidos por dia. "Sem tratamento, ele não estaria mais vivo. Para nós, é claro". O primogênito vive em home care e, a cada três horas, os enfermeiros administram os medicamentos pela gastrostomia, porque como é muito comprimido,o padre se engasgava. Ficava entalado.

Meu marido fica perguntando: 'doutor, quando ele vai levantar da cama? Tá demorando... Doutor, deu certo essa cirurgia? Porque você fez essa cirurgia, mas ele não melhorou'. Ele deixa a equipe de olhos arregalados. Ele quer saber, por exemplo, quando vai tirar a traqueostomia. E eu respondo: 'meu filho, ele não vai tirar. Se tirar, ele não vai respirar, como é que faz?' Sou mais compreensiva. Ele está vivo. Isso que importa".

Carminha lamenta que, no caso da doença rara do filho, ainda exista pouca literatura e, a maioria, em inglês, o que dificulta o acesso à informação. Mas a popularidade do padre, diz ela, acabou também jogando luz na RTD e em outras síndromes incomuns. "Começaram a aparecer doentes raros depois que o Marlon se tornou mais conhecido. De outras doenças também. Porque eles começam a pesquisar os sintomas, a fazer aquele exame que nunca tinha pensado".

Tirar as doenças da sombra já é uma conquista e tanto. Carminha lembra que, muitas vezes, ao chegar com Marlon Múcio a um pronto-socorro, ouviu, de médicos, a pergunta:

"Ele tem sempre crise nervosa?" "Outros, que já o conheciam, diziam: "Eu não atendo, porque não sei o que fazer com ele'. E eu avisava que íamos telefonar para o médico dele e ele orientaria sobre o que fazer".

Hoje, o padre já é figurinha carimbada em um hospital em São José dos Campos, para onde vai sempre que acontece algo. A equipe já está treinada e sabe o que pode e o que não pode. "Melhorou bastante. Tem horas que ele não consegue explicar o que está acontecendo e eu falo por ele. Digo que ele tem essa doença, é assim, assim, e assim. Deixo os profissionais cuidarem, mas fico atenta".

Até porque já houve situações em que a super Carminha realmente precisou entrar em ação. Há alguns anos, em uma internação, o padre foi levado direto para a UTI, com uma crise de falta de ar. Na época, ele não era traqueostomizado e a traqueia fechou. O médico não sabia o que fazer. "O médico ia saindo. Eu segurei o braço dele, devagarinho, e disse: 'Você vai sair, e deixar ele assim?' Ele olhou assustado pra mim e voltou. Tem que ficar de olho mesmo".

Apesar dos desafios, Carminha se diz realizada e acha que o prêmio homenageia tantas mulheres que enfrentam tudo e todos para ajudar os filhos. Ela teve a sorte de contar com um marido presente e se orgulha da amizade entre Marlon Múcio e Paulo Gustavo. "Eu hoje me surpreendo. Você peleja com seu filho e não tem aquele resultado que você espera, embora eu ache que seja uma benção, pois ele não deixou nada para trás. Tudo o que ele queria fazer ele realizou. Estudar, se formar padre. Venceu e está vencendo". As vitórias dele têm o DNA dessa mãe rara e especial.

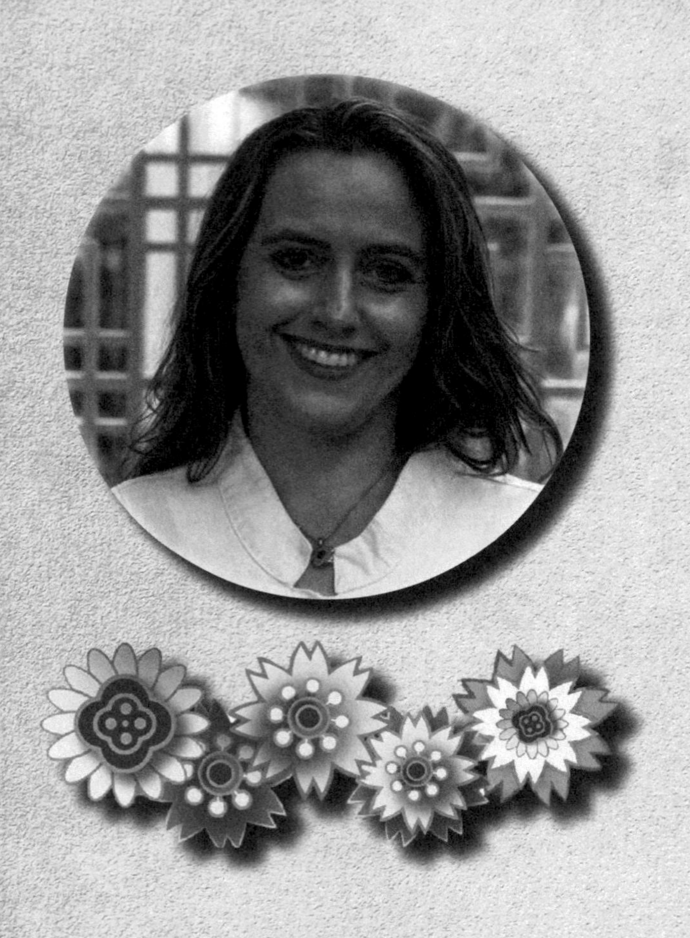

CAPÍTULO 4

LEGADO DE ACOLHIMENTO

Ao saber que fora escolhida como uma das vencedoras da categoria Profissional de Saúde do Prêmio Mulheres Raras - ao lado das geneticistas Raquel Tavares Boy da Silva e Rayana Maia - a endocrinologista pediátrica Cristiane Kopacek fez uma reflexão a respeito de seus anos na profissão e de como as doenças raras surgiram em sua vida. "Na verdade, as coisas foram acontecendo. Na minha especialidade, há uma série de patologias que são inusitadas, que são de difícil diagnóstico. E eu, muito cedo, achava intrigante descobrir condições que não eram muito comuns. Eu me lembro que ainda na minha formação, lá em endocrinologia pediátrica, parece que eu tinha um imã para casos mais difíceis, casos mais".

Dessa época, porém, Cristiane também guardou a memória de um professor que costumava dizer que era preciso concentrar a formação naquilo que é mais comum. "Não adiantava. Parecia que o que não era comum acabava caindo pra mim", brinca a médica.

Na verdade, Cristiane sempre se sentiu muito atraída em descobrir condições, em fazer diagnósticos que não haviam sido feitos por outros colegas. Até hoje, com alguma frequência, ela é procurada por pacientes em busca de uma segunda, terceira, ou até quarta opinião. E ela jamais se recusa a ajudar. "Eu me sinto muito na obrigação de ajudar nesses casos. Acho que tem um pouco a ver com a minha personalidade, de não me acomodar com situações que não são tão simples, de sempre buscar as respostas, de ir atrás. E os raros têm isso. Muitas vezes são diagnósticos que demoram mais".

Na caminhada profissional, a médica acabou se envolvendo com a triagem neonatal e com o teste do pezinho. O exame simplificado detecta seis doenças raras. Na vida real, porém, são muitas mais. Cristiane cita a hiperplasia adrenal congênita como sua principal atuação nesse contexto. "É uma situação bastante complexa, tanto do ponto de vista clínico quanto do ponto de vista do tratamento. E eu procurei me envolver com as famílias, com as associações dos pacientes e auxiliar no que fosse possível. No início de 2021, tivemos uma grande luta em relação a um medicamento, que é considerado indispensável à vida. Recorremos ao Ministério Público para resolver. Eu tenho esse perfil de não desistir, de lutar, que encontra eco nas famílias, que se veem na mesma situação. Todos juntos em busca do melhor resultado possível".

Cristiane trabalha em três instituições em Porto Alegre: no serviço de Referência em Triagem Neonatal do Hospital Materno Infantil Presidente Vargas; no Hospital da Criança Santo Antônio, ligado à Santa Casa de Porto Alegre; e no Hospital Moinhos de Ventos. Além disso, dá aulas na Universidade Federal de Ciência de Saúde de Porto Alegre. Ou seja, atua na formação de outros, quem sabe, futuros doutores das doenças raras. "É muito Interessante. Alguns que conhecem o nosso trabalho acabam se encantando Eu posso dizer que algumas pessoas foram influenciadas pelas minhas aulas e, por conta disso, buscaram a essa especialidade".

Cristiane sabe que inspirar as novas gerações é muito importante, principalmente quando se pensa na glamourização de certas especialidades na medicina, que lidam com beleza e estética, por exemplo. "Há um trabalho que eu considero como nobre. Requer muito envolvimento, muita disponibilidade. E que, mesmo nas férias, não nos desligamos completamente. Tem um caso novo, recém diagnosticado, de uma patologia qualquer na triagem neonatal, que estarei lá, avaliando e orientando, independentemente da época. Essa disponibilidade e essa entrega não são para qualquer um. É como um chamado, uma missão", afirma.

Cristiane poderia escrever um livro, apenas com os casos mais marcantes. Alguns são realmente impressionantes. "Eu me lembro de um bebezinho, primeiro filho de um casal, que eu não conheço um diagnóstico igual, em recém-nascido no Brasil. Não existe nenhuma publicação. Fui chamada para avaliar do ponto de vista hormonal, pois tinha uma falha no desenvolvimento genital. Era uma criança com várias malformações e dificuldade respiratória. Esse caso me ensinou que, muitas vezes, pode ser o primeiro de alguma condição que você vai diagnosticar".

Diante da falta de informações, o médico precisa, acima de tudo, de perseverança e do olhar de querer encontrar a resposta, porque há muitas pessoas esperando. Nessas horas, Cristiane se torna uma especialista em montar quebra-cabeças. Fui juntando as pecinhas aqui e ali. E conseguimos o diagnóstico, em 2012, de uma situação que tinha sido descrita em 2004. Era uma condição muito recente. Mas só completamos o quebra-cabeças graças a muito estudo, a muitas horas dedicadas a atualizar conhecimento".

A criança acabou não sobreviveu, mas o fato de ter encontrado uma resposta e conseguido dizer para a família: "olha, ele tinha isso..., uma condição clínica de difícil manejo e alta mortalidade", fez Cristiane sentir que oferecera um conforto para a família. Muitos casos, acabam tendo um desfecho ruim e a família fica sem resposta. "Muitas vezes escuto histórias assim: 'Olha, tive um bebê, ele faleceu e nunca descobriram o que que era". Fica um vazio. Quando chegamos a um diagnóstico, ele passa a fazer parte do alento, do conforto. Nada consegue confortar uma perda, mas quando a família percebe que tem um profissional que está junto, ali do lado, que não descansa enquanto não encontra as respostas, enquanto não encontra as melhores alternativas, isso é muito importante".

Talvez, a acolhida que Cristiane ofereceu tenha sido determinante para o casal se sentir seguro e tentar uma nova gestação. O bebê nasceu saudável. Para a médica, é normal que famílias com perdas acabem buscando as respostas e encontrando conforto em um próximo filho. O diagnóstico não apenas ajuda a encerrar uma história como abre – ou não – a perspectiva para uma segunda gravidez.

"Já tivemos várias histórias nesse cenário. Teve uma outra criança, com malformação craniofacial muito assustadora. São situações que assustam o próprio médico. Mas precisamos ser a fortaleza para a família. Nosso olhar sempre tem que ser mais humano, afetuoso, mais amoroso, diante de uma situação difícil. Isso faz diferença no enfrentamento das condições mais raras. Eu aprendo muito com cada paciente novo que chega para avaliação. A família percebe que ali ela encontrou, naquele atendimento, naquele olhar, a compreensão de um momento difícil. De algo fora do comum. Esse acolhimento faz muita diferença na vida das famílias".

Uma diferença que poderia ser ainda maior se o teste do pezinho ampliado estivesse a todo vapor no país. A aprovação da lei e a implementação do serviço é uma de nossas bandeiras no Instituto Vidas Raras, mas ainda não é realidade em muitos lugares do Brasil. "É tudo muito complexo. Cada uma dessas novas doenças, ou desses novos grupos de doenças, requer todo um fluxo, tanto de diagnóstico quanto terapêutico. Por mais que tenha sido aprovada uma lei federal, tem todo um processo posterior de implementação. A maioria desses diagnósticos é realizada com uma tecnologia chamada espectrometria de massa, que é muito cara. Toda essa logística precisa ser montada".

E aqui estamos falando apenas de implementação laboratorial e confirmação diagnóstica. Ainda há uma terceira etapa: o tratamento. Para todas as doenças do teste do pezinho convencional, todas essas etapas estão concluídas. Para o ampliado, tudo precisa ser construído. "No Brasil, temos cenários muito diferentes, inclusive do ponto de vista econômico e do ponto de vista de informação. Há dois ou três anos, chegou-se a fazer uma pausa dos testes do pezinho básicos, por falta de recurso, em alguns estados do Norte e do Nordeste do país. Então, é uma construção muito complexa".

E onde já há alguma experiência com o teste do pezinho ampliado? No Distrito Federal, por exemplo e, em São Paulo, mais no cenário privado. No Rio Grande do Sul, graças a uma verba de pesquisa, foi possível montar um projeto piloto. "Dependemos de toda uma construção política assistencial, que demanda tempo e envolvimento. Mas temos vários profissionais muito dedicados. E a própria Sociedade Brasileira de Triagem Neonatal está envolvida, bem como muitas instituições de ensino. Não está parado, mas também não está completamente implementado".

Neste contexto, o prêmio Mulheres Raras pode funcionar como um espaço de fala. "Com essa premiação, aproveitamos a oportunidade para trabalhar um espaço de divulgação. O Instituto Vidas Raras atua de forma brilhante, justamente para dar voz, para dar vez e visibilidade para esse cenário. A própria premiação foi muito bonita. E eu aprendi na premiação. Algumas pessoas anunciaram suas condições raras e eu disse: gente, nunca tinha visto. Houve uma movimentação muito grande nas redes sociais, com muita gente falando sobre isso, colegas, familiares de pacientes com condições não raras. Proporcionou um spread e uma divulgação grande".

Cristiane tem dois filhos. Uma menina de 13 anos e um menino de 11. Apesar de jovens, eles acompanham o trabalho dela. Impossível evitar a corujice. "Às vezes, eles falam assim: Mãe, isso é isso, né?" O menino gosta muito de palavras difíceis e, de vez em quando, solta um "deficiência de biotinidase; Mas eu vejo que, de uma certa forma, o nosso trabalho reflete na família. É um legado de envolvimento com a causa que eles escolherem seguir. "

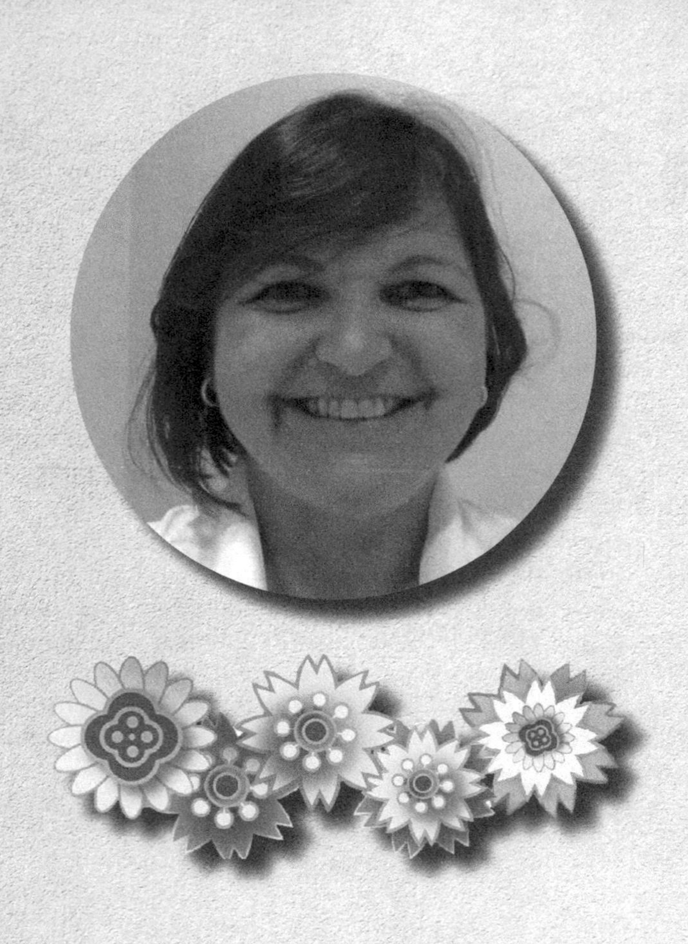

CAPÍTULO 5

TRÊS SEMANAS QUE VALERAM UMA VIDA

Os primeiros 20 dias de Gustavo foram dramáticos para a mãe do garoto, a fonoaudióloga Denise Lucheta, vencedora da categoria Empreendedora Rara. O 21º, porém, esteve perto de se tornar uma tragédia. "Ele fez uma apneia profunda, parecia uma parada cardiorrespiratória. Minha mãe estava me ajudando e, sabiamente, colocou ele num banho gelado. Ele deu uma reanimada e corremos para o hospital", lembra ela.

O que havia acontecido de tão grave nos dias anteriores? Denise engravidou, sem planejar, aos 38 anos. Estava casada havia uma década e não pensava em ter filhos. Queria levar uma vida mais independente com o marido. "Depois que a gente engravidou, a gente teve um processo de aceitação, mas deu tudo certo. A família ficou super feliz e teve um pré-natal super correto. Tudo correto na gestação, cesariana com 38 semanas, tudo lindo. E aí o Gustavo nasceu".

Já no primeiro dia de nascimento, ele apresentou alguns sinais de que não estava bem. Estava com a glicose baixa, não conseguia sugar, não conseguia mamar, não conseguia subir o nível de glicose. Nasceu gordinho, mas muito apático. E aí já no primeiro dia se pensou em alguma alteração sindrômica, pois não parecia estar tudo bem. "Colhemos o cariótipo no primeiro dia de nascimento, sem saber o que era. Os médicos da minha cidade não sabiam".

A família é de Sertãozinho, perto de Ribeirão Preto. Denise prestava serviços no convênio que a atendeu e conhecia toda a área médica. Essa proximidade auxiliou no acolhimento. "As pessoas vinham me visitar e diziam: 'mas ele parece bem'. Viemos para casa no terceiro dia, mesmo com essas alterações. E o Gustavo começou a fazer uma perda de peso muito intensa. Levávamos ao médico e ninguém sabia o que era".

Primeira tentativa: alergia à proteína do leite. Denise

trocou o leite e Gustavo continuou a perda de peso. Ele nasceu com 3.400 Kg e chegou a 1.500 Kg. A preocupação só aumentava, porque ninguém sabia bem o que fazer. E o drama só ganhava novas cenas. "Em uma madrugada, foi muito difícil para ele. Eu tirava o leite do peito e dava com uma colherinha na boca. Gustavo vomitava muito. O pouco que ele tomava, ele vomitava. A pele dele começou a escurecer. Ele ficou cinza".

Todos os sinais de alerta estavam ligados. E veio então a parada cardiorrespiratória. "No hospital, eu tive a sorte de ter um residente de medicina da USP como plantonista. Ele olhou pro Gustavo e disse: 'isso aí parece ser uma doença endócrina'. O médico colheu cortisol, sódio e potássio. Viu que estava tudo alterado. Os níveis de sódio e potássio do Gustavo eram incompatíveis com a vida. Valor de 97, quando o normal é de 116. O potássio estava 3 , normal é 5. Nesse dia, o Gustavo foi para a UTI".

Os exames ficaram prontos. Ainda na UTI, por via venosa, Gustavo começou a fazer a reposição de cortisol. Ao chegar para visitá-lo, Denise viu o filho diferente pela primeira vez. O cortisol já estava mais ativo o bebê estava sorrindo, se movimentando. "Eu costumo dizer que ele nasceu ali, no dia do diagnóstico. E, a partir daí, fomos na internet procurar o que que era. Aqui, nunca ninguém tinha ouvido falar, não tinha nenhum caso aqui na minha cidade. Começamos a ler e a nos informar".

A família ficou assustada, com a falta de informação. Pior: o pouco que conseguiam descobrir eram casos com históricos muito ruins, prognósticos muito ruins. "Eu digo que o meu sofrimento era até saber o que ele tinha. Você procurar o diagnóstico e ninguém achar é muito difícil. Você ver que a criança não melhora, dá muita angústia. A partir do momento que você tem o diagnóstico, vira uma chave, vamos tocar daqui para frente. E foi realmente uma libertação, a partir do momento que a gente começou a tratá-lo".

Com as medicações, Gustavo começou a ganhar peso e melhorou radicalmente. Depois de uma semana na UTI, conseguiu uma vaga no HC de Ribeirão Preto, para fazer todo o acompanhamento de diagnóstico e ajuste de dose.

Denise e o filho ficaram internados na enfermaria do HC por 40 dias.

"Nesse tempo, conseguimos tirar o Gustavo da desnutrição. Ele ganhou peso, tirou a sonda nasogástrica. Começou a comer pela boca, voltou a mamar. Eu fui pedir algumas bibliografias para eu ler. Eu pedia: 'me dê alguma coisa sobre a doença, alguma cartilha sobre como lidar, um folheto para pais'. E sempre me respondiam que não existia".

Gustavo foi diagnosticado com hiperplasia adrenal congênita, um distúrbio genético que afeta as glândulas suprarrenais e que afeta o crescimento e o desenvolvimento de uma criança. Quando detectada a tempo, pode ser tratada e o paciente leva vida normal. A questão aí é justamente o tempo: por afetar os índices de sódio e potássio no corpo humano, ela leva a quadros agudos de desidratação. Os 21 dias de vida costumam ser uma data-limite. isso tudo, porém, Denise só aprendeu muito depois. "Tudo o que eu lia era muito específico, muito de linguagem médica. E foi muito difícil para mim, mesmo sendo da área de saúde, entender. Cada vez que eu recebia uma visita, eu explicava o que era, e, apesar de leigas, elas conseguiam compreender, eu falei: 'acho que esse é o caminho'. Já pensei lá na frente".

Denise sabia que, quando voltasse a trabalhar, o Gustavo precisaria de babá. A profissional teria que estar preparada para saber o que era a doença e como tratá-la. A fonoaudióloga, então, decidiu escrever uma espécie de manual para orientar todas as pessoas que precisassem lidar com o filho. "Quando ele for para a escola, a escola vai ter que saber como lidar. Vai ser por escrito. Na minha ausência, se eu e meu marido sofrermos um acidente, alguém da família precisa saber lidar. E precisa estar escrito. Então, com essa história de ter escrito, para uso interno mesmo, em casa, eu fiz uma cartilha para minha família, contando a história da doença, porque ela acontece, porque ele tem todos aqueles sintomas, o que causava e o que fazer se ele passasse mal. Os medicamentos que ele tem que tomar para o resto da vida e por que ele tem que tomar. Guardei essa cartilha comigo. Expliquei para minha família, pais, sogros, cunhados e irmãos".

Quando Gustavo começou na escola, lá se foi Denise com a cartilha embaixo do braço. Até que um dia, num grupo de Facebook, ela conheceu a médica Tânia Bachega, que já estava com um movimento de ampliação do teste do pezinho para englobar também a hiperplasia adrenal congênita. Gustavo fez o teste do pezinho e teve resultado normal, porque, na época, não incluía a doença rara. "Entrei em contato com a doutora Tânia e ela sempre muito solícita, me acolheu pelo Facebook. Eu disse a ela: 'Eu fiz um material, dê uma olhada'. Mandei a cartilha. E ela disse para pensarmos em alguma coisa, pois não tinha nada parecido".

Cerca de três anos depois, o grupo de Facebook migrou para o WhatsApp. Aos poucos, as famílias foram se juntando e ganhando força. Denise ficou conhecida como a menina de Sertãozinho que tinha uma cartilha sobre a hiperplasia adrenal congênita. E esse manual acabou aproximando-a de outra premiada do Mulheres Raras: Adriana Santiago, vencedora da categoria Dirigente de ONG. "A Adriana entrou em contato comigo e disse que, para termos força política, seria preciso juntar duas frentes de batalha. Uma é a da Doença de Addison, cuja incidência é de uma para cada 100 mil, e é a síndrome da filha dela. A outra era a doença rara do Gustavo, que incide em uma a cada dez mil pessoas. Ela me perguntou: 'Você não quer nos ajudar nisso?' Eu respondi: 'vamos fazer isso juntos' e me associei à ABA".

A ABA é a Associação Brasileira de Addisonianos. Denise ficou encarregada de trazer o conhecimento da hiperplasia, por conta das coisas que já havia estudado, com uma visão não médica, com uma linguagem simples e objetivo de fazer o acolhimento das famílias. "No grupo de WhatsApp, eu era muito ativa no sentido de passar informação. Como eu era da área de saúde, eu conseguia fazer esse meio campo, de transformar a linguagem médica em linguagem do cotidiano, para que as pessoas pudessem entender. E aí, em um segundo momento, eu tive contato com a Tânia de novo. E falei: 'Lembra daquela cartilha... Vamos refazer?'. Eu precisava que ela corrigisse e aprimorasse o material com aval técnico, porque a minha cartilha era para o tipo de doença que o meu filho tinha".

A médica explicou que há três tipos dessa doença rara. Denise propus uma parceria: ela escreveria e Tânia corrigiria. Com tudo acertado, a cartilha seria publicada pela ABA. "Escrevi de maneira coloquial e a Tânia fez toda a correção técnica médica, para que as informações fossem embasadas. Minha sobrinha, que trabalha com publicidade, desenvolveu toda a parte visual de forma voluntária. Doamos essa cartilha para ser desenvolvida pela ABA. Hoje, todas as Apaes, todas as cidades que recebem o teste do pezinho, recebem gratuitamente a nossa cartilha. É muito legal, pois as famílias já tem uma referência. Quando recebem o diagnóstico, não ficam totalmente no escuro como ficamos lá atrás".

Denise observa que, muitas vezes, ao receber o diagnóstico, as famílias correm para a internet e nada encontram de prático. Em 2012, quando Gustavo nasceu, ela só descobriu material em inglês. Quando quis criar a cartilha, saiu traduzindo tudo, muito com base no conteúdo produzido por uma instituição americana, a Cares Foundation. "Lá, eu vi um informativo para escolas, vi a orientação sobre kit de emergência, e até perguntas e respostas. Pegamos essas ideias e fomos transformando. Também descobrimos um livro que explica a doença para crianças. Fizemos um contato com a autora, que permitiu o uso. Uma das mães da ABA, Daniele, é professora de inglês e fez, gratuitamente, a ponte com a autora original da cartilha e a tradução".

Denise conta que a cartilha tem três objetivos principais. O principal é de acolhimento, para que, depois da surpresa com o diagnóstico, as famílias se sintam amparadas, no sentido de que tem tratamentos, o paciente sobrevive e fica bem. O segundo é desmistificar a doença. Como tudo que se lê na internet é muito sério, tornou-se importante mostrar que, uma vez que você tem essa informação e tratando essa criança, desde o início, com medicação correta e hábitos saudáveis de alimentação, esporte e vida sócio-cultural, ela terá desenvolvimento normal. O terceiro objetivo é justamente dar visibilidade para a doença.

"Eu que sou da área da saúde nunca tinha ouvido falar. Até hoje, encontramos médicos formados que nunca ouviram falar. Imagina quem não é da área", observa Denise. "Com esse material, queremos que as mães, que chegam se sentindo vitimadas, percebam que podem viver bem. Que não se sintam culpadas por terem gerado uma criança com uma doença rara. A cartilha dá autonomia às famílias, para que aquela mãe, aquele pai, possam chegar ao hospital com conhecimento básico suficiente para questionar o médico que não quer aplicar o corticóide com urgência, quando existe essa indicação".

Denise explica que o seu trabalho na ABA é no sentido da informação. Ela costuma lembrar às mães que os médicos têm uma formação generalista. Sabem atender uma dor de garganta, uma virose, diagnosticar um câncer. Consegue diagnosticar o que é corriqueiro. "Aquilo que é raro, com pouca frequência, que ele talvez tenha visto en passant na faculdade, a obrigação de conhecer e informar é do paciente, porque o paciente raro tem que conhecer a sua própria condição técnica, de limitação, de necessidades, de direitos e deveres. Essa questão da autonomia pra mim é fundamental. E a autonomia só é possível por meio da informação".

Não uma informação qualquer, mas a que tenha qualidade e seja ancorada na ciência. "Meu papel na ABA é passar para essas famílias o acolhimento científico. Então quando acontece uma dúvida, por exemplo, meu filho está com febre. Devo dar o remédio dobrado? Então tem aquelas mães mais velhas, cujos filhos têm o tipo mais simples, e dizem: 'não, não precisa dobrar'. Só que aquela criança é do tipo mais grave, como o perdedor de sal, que precisa dobrar. Se deixarmos o grupo do WhatsApp sozinho ele pode passar informações contraditórias. Por isso, precisamos intervir com informação de qualidade, sempre reforçando que cada caso é único e que a intervenção médica é soberana".

No grupo, vez ou outra, alguém coloca o resultado de um exame, para as pessoas avaliarem. Denise e o time da ABA sempre explicam que o exame sozinho não significa nada, que o médico precisa fazer a avaliação clínica, estudar o exame e, a partir do conjunto, saber como lidar. "Nosso papel é realmente de informação. São questões como: quais são os passos da doença? Na primeira infância, uso sal no leite, porque, quando e como fazer. Como medicar em uma viagem? O que fazer se eu vou até o hospital e o médico se recusa a dar a medicação com urgência? Como usar o kit de emergência? Somos um grupo de pessoas que passam pelo mesmo problema. Por meio da ajuda mútua, conseguimos orientar os pais com informação científica de qualidade".

Mesmo fazendo um trabalho tão importante, Denise está longe de ser uma celebridade no universo dos raros. Pelo menos ela considerava que o fato de não se expor muito nas redes sociais, garantia o anonimato. Mas eis que, na votação popular, ela venceu o Prêmio Mulheres Raras. "Não tenho muito o hábito de fotografar, de colocar na internet. Escrevo os textos, mas não é o meu rosto que aparece. Por isso, foi uma grande surpresa eu ter sido escolhida. Por que não apareço nas redes. Eu não tenho nada no Facebook; não tenho nada no Instagram. Tenho poucas coisas relacionadas à doença. Não sou uma ativista voraz. Meus amigos e minha família ficaram muito orgulhosos. Em termos emocionais, para mim, o prêmio serviu como: 'que bacana para a ABA'. Somos uma ONG nova bastante proativa, mas que ainda está engatinhando tecnicamente".

Além disso, a fonoaudióloga aponta uma outra conquista na esteira do prêmio. "O prêmio foi muito relevante para mostrar a nossa causa. Deu visibilidade para o que eu vejo, que é informação da doença. Qual é o meu objetivo? Meu objetivo é informar. Eu costumo dizer que, na hiperplasia adrenal congênita, a informação da família a respeito da doença é que vai garantir a sobrevida daquela criança. Porque eu que era da área de saúde e estava dentro de um hospital, onde todos me conheciam, poderia ter perdido meu filho por falta de informação. A grande transformação na minha vida, de ter passado por essa experiência, foi: eu preciso transformar o meu sofrimento em algo que seja positivo".

Pensando em retrospectiva, Denise afirma que ninguém pode passar por uma experiência ruim dessas, de sofrer com diagnóstico, de ver uma criança definhando, de ter uma criança com parada cardiorrespiratória, de não saber se o desenvolvimento dela iria ser normal. "Toda essa ansiedade, essa angústia que eu passei, a partir disso, eu me comprometi comigo mesma. Eu não quero que as pessoas passem por isso. Tem uma frase que eu gosto muito, que uso muito na minha vida. Inclusive está na minha placa na universidade: "Ou encontro o caminho ou eu o faço". Então, quando eu não achei nada na internet, nada publicado pelo sistema SUS explicando sobre a doença. Eu disse: 'se não tem, vamos fazer'. Minha ideia era transformar toda essa dificuldade, todo esse sofrimento, em um catalisador de reações positivas para outras pessoas. Passar experiência, passar informação, fazer o acolhimento. Aquele desespero que eu vivi, faz com que as pessoas passem por isso de forma mais suave. Isso para mim é o melhor prêmio".

Um prêmio que garante pequenas recompensas no dia a dia. Parodiando uma célebre propaganda de cartão de crédito, Denise diz que não tem preço ouvir das pessoas: "ah, depois que eu falei com você, fiquei mais tranquila". "Acho que acaba sendo a missão da minha vida. Na minha cidade, eu trabalho em quatro diferentes frentes. Trabalho na parte de medicina ocupacional, trabalho na coordenação de fonoaudiologia deste convênio em Sertãozinho, tenho o meu consultório e dou assessoria em treinamento. Então de todas essas coisas que eu faço, o que eu faço de melhor é ser mãe do Gustavo. Mas o que eu gosto mesmo é de ser feliz. Então, o meu grande objetivo é mesmo mostrar para as pessoas: 'Olha, tudo bem, vai passar. Dá para tratar e a criança fica bem'. E vamos tocar a vida para frente".

E o Gustavo, a quantas anda? Ótimo, diz a mãe coruja, com desenvolvimento neuropsicomotor excelente e notas na escola de 8,5 para cima. Pratica esportes, anda de skate, joga videogame. Lê bem, escreve bem. E tem amigos. Gustavo leva uma vida normal. "Optamos por não botar o Gustavo numa bolha. Ele sabe da doença, sabe como tratar, sabe porque tem que tomar o remédio. Sabe porque colher sangue. Tomar injeção, fazer raio-X. Ele tem consciência, mas sem drama. A gente optou por passar informação gradual, de forma simples e não vitimada".

Apesar de ser uma fiel adepta da ciência e da informação, Denise acredita que, de alguma maneira, o universo contribuiu para manter Gustavo vivo. Lembra do tal plantonista que o atendeu após a parada cardiorrespiratória? Pois bem: "Quando ele fez a parada cardiorrespiratória era Paixão de Cristo. Eu sou católica, mas não sou fervorosa. Eu vou em batizado, casamento e acompanho a procissão da Sexta-Feira Santa. Horas antes de ele passar mal, na missa aqui em Sertãozinho, tem uma hora que passa a Nossa Senhora, que vai encontrar Jesus morto. Quando a imagem passou, eu olhei para a imagem, e falei assim: 'Vamos fazer um combinado. Se for para ficar, é para ficar bem. Se não, você pode levar'. Foi isso que eu falei para Nossa Senhora".

Na madrugada, Gustavo fez a parada e lá se foi Denise para o hospital. O residente, de nome Lucas, colheu os exames e disse: 'Eu estou indo para Ribeirão Preto, porque acabou o meu plantão". Quando Gustavo foi internado no HC de Ribeirão Preto, dias depois, Denise encontrou Lucas no corredor. Agradeceu e explicou que o menino estava bem, em tratamento. Perguntou qual era o dia em que o médico estaria de plantão em Sertãozinho, porque gostaria de levar um presente.

"Ele disse: 'Denise, eu não faço plantão em Sertãozinho. Nesse dia, um colega passou mal e me ligou para eu cobrir. E eu fui só para atender o seu filho. Eu não atendi ninguém naquele dia. Na hora, me lembrei da minha conversa com Nossa Senhora. Acho que ela mandou um anjo para nos ajudar". Anjo? Ou seria um santo? Para quem não sabe, o apóstolo Lucas é o padroeiro dos médicos.

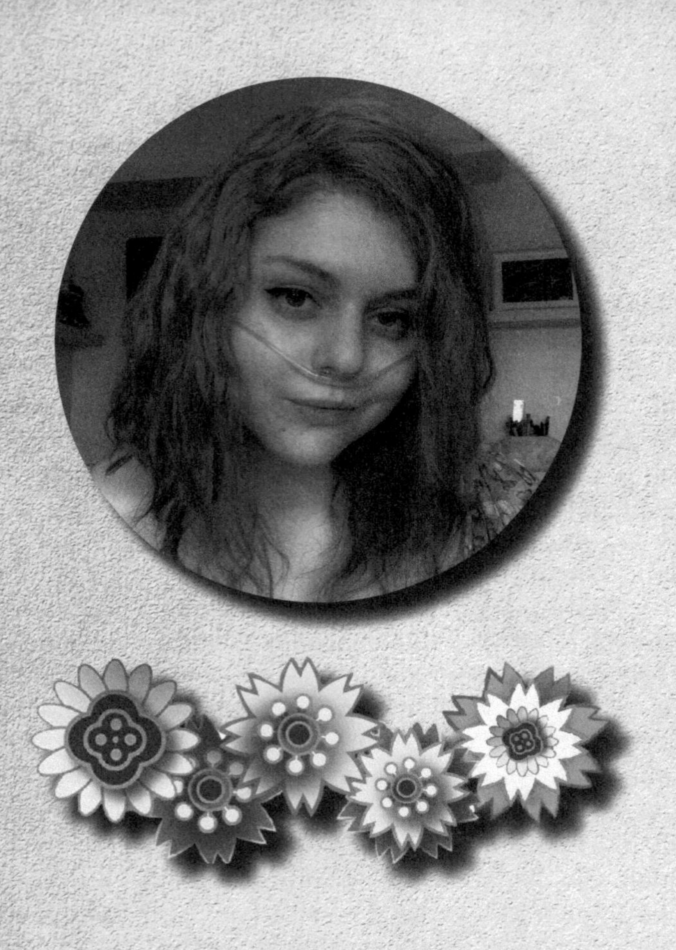

CAPÍTULO 6

A GAROTA DAS REDES

Com dois prêmios Mulheres Raras na estante, a influencer Fernanda Martinez é um fenômeno nas redes. Somente sua página pessoal, @apenas.fernanda, no Instagram, tem 129 mil seguidores. Já na página @convivendocomdoençasraras, em que abre espaço para pacientes raros e suas famílias, são mais 32,5 mil seguidores, na mesma rede. Ao que tudo indica, a jovem está conseguindo cumprir a missão que determinou para sua vida: "Meu maior objetivo sempre foi mostrar que as pessoas não estão sozinhas nessa trajetória, que diagnóstico não é fim, é recomeço. Todo esse reconhecimento e carinho me faz sentir que estou no caminho certo, me faz querer continuar mostrando que nós existimos, nós podemos e nós somos maravilhosas".

Fernanda tem a Síndrome de Ehlers-Danlos, a mesma de outra premiada, a jornalista Rara Patrícia Serrão. Trata-se de uma síndrome que provoca hipermobilidade articular, hiperelasticidade da derme e fragilidade generalizada dos tecidos. Popularmente, é conhecida como "síndrome do homem elástico". Nada que impeça a rotina de uma influencer, embora, vez ou outra, ela precise conciliar a produção de conteúdo digital com os cuidados com a saúde. "Minha rotina de criação de conteúdo não é fixa, é algo trabalhoso e que ainda precisa ser conciliado com a saúde. Muitas vezes, preciso alterar meu ritmo, por não dar conta fisicamente ou mentalmente. Cada publicação tem muita pesquisa e estudo da minha parte. No universo das doenças raras, uma informação mal colocada pode causar mais transtorno do que se imagina", conta Fernanda.

Os posts de Fernanda são curtidos por milhares de pessoas. Na página pessoal, ela fala do seu dia-a-dia e faz muito sucesso contando curiosidades de sua vida. Foi na rede que os seguidores descobriram que a jovem gosta de costurar – atividade que aprendeu com a avó – e que já está vacinada contra a Covid-19. Fernanda também compartilha fotos sobre os tratamentos a que se submeteu. Agora, com os prêmios nas categorias "Beleza rara" e 'YouTuber, TikToker e Instagramer", aposta que vai expandir seus horizontes para além das fronteiras das doenças raras. "É importante que a informação alcance a todos, não só pacientes e familiares. Pessoas com doenças raras estão em todos os lugares, em maior número do que podemos imaginar. Mas doenças raras não costumam ganhar tanto destaque nas mídias sociais.

Como podemos aumentar a conscientização? Como trazer esse assunto de uma maneira leve e de fácil entendimento? Como ajudar mais pessoas? É um trabalho contínuo. Contínuo e capilarizado. Fernanda tem um canal no YouTube com 19,4 mil inscritos. No Tik Tok, são 417,6 mil seguidores. E ela também está no Twitch, falando sobre games. Mas não só sobre isso. Na página, ela deixa um recado sobre as doenças raras e avisa que, se alguém se interessar, pode responder perguntas relacionadas ao assunto. "Estou sempre de olho nas mídias e pensando em ações que podem levantar informação e representatividade, mas nem sempre consigo colocá-las em prática naquele momento. Anoto e organizo minhas ideias em aplicativos e vou desenvolvendo cada uma no meu tempo ou muitas vezes em parceria".

Apesar de só ter 23 anos, Fernanda entende a responsabilidade de ser uma pessoa rara que inspira raros e não raros. No início, não fazia ideia que chegaria tão longe e que conseguiria ajudar muita gente a atravessar momentos difíceis. "Quando eu comecei, não me via representada na internet. Não conhecia outros influenciadores com doenças raras e o assunto não era tão divulgado, então não imaginava poder ter todo o alcance que tenho hoje. Fico feliz que as pessoas estejam se sentindo acolhidas por intermédio da minha história e do meu trabalho".

Naturalmente, Fernanda recebe mensagens de pessoas que se sentiram acolhidas e representadas, que ganharam forças para lutar por um diagnóstico e que passaram a aceitar melhor suas condições e hoje olham as coisas de forma diferente. "Uma história que me marca muito é a de uma pessoa que chegou até mim procurando por outros pacientes com o mesmo diagnóstico. O médico havia informado que, aparentemente, era a única no Brasil. Pela página, encontramos outros pacientes, que passaram a trocar experiências entre si e hoje ajudam tantos outros por meio da internet".

E o futuro? Com tantas possibilidades abertas, Fernanda planeja ir mais longe. "Pretendo continuar buscando por qualidade de vida e continuar trazendo cada vez mais conscientização e projetos voltados para a visibilidade e representatividade das doenças raras", diz ela.

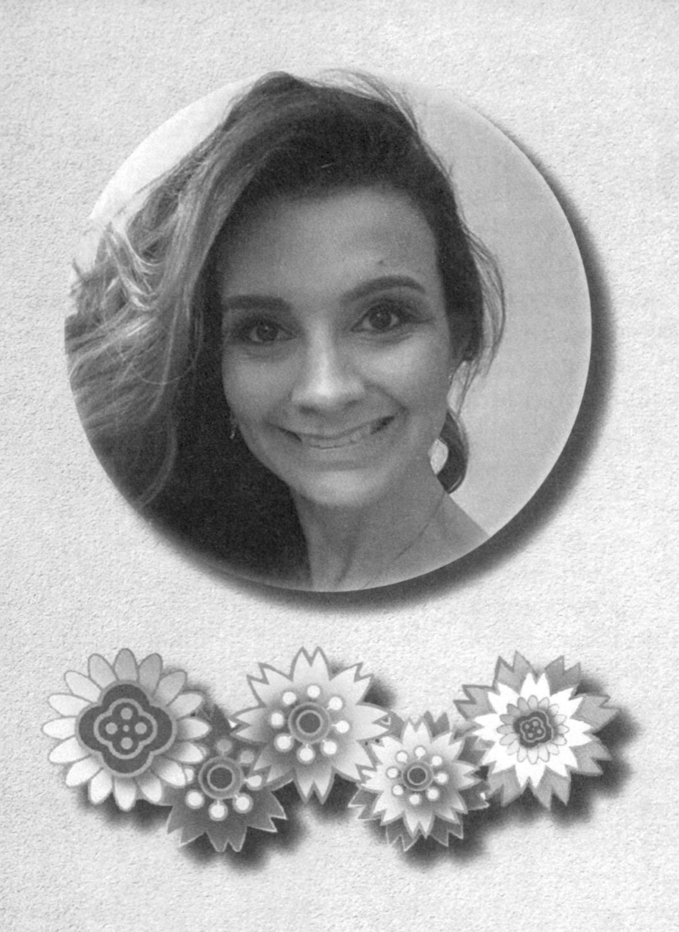

CAPÍTULO 7

A ARTE QUE VEM DO CORAÇÃO

De coração, a atriz Kely Nascimento entende. Foi a partir da luta do marido, o ator Northon Nascimento, por um coração, que ela fundou, com ele, o Instituto Renascimento. Um lugar para divulgar uma causa nobre: a doação de órgãos. Nothon conseguiu o transplante e viveu quatro anos com um coração doado. Ao ficar viúva, Kely decidiu que manteria acesa a chama dessa causa. Mas como o coração tem razões que a própria razão desconhece, ela acabaria se envolvendo com o universo das doenças raras, o que lhe valeu o prêmio de Artista Rara.

"A gente começou o Instituto Renascimento para falar de doação de órgãos, usando a arte como instrumento de informação. E falar para as pessoas, de uma outra maneira, de uma forma mais lúdica, mais leve, sobre essa questão tão complicada, que mesmo gerando oito vidas, passa por uma morte. Um dos lados, não tem jeito, sofre muito com isso".

A arte de Kely encantou tanto que ela se tornou referência nesse casamento do lúdico com a informação. Escreveu sobre outros temas. Hepatite C, depressão, doenças do trato urinário. Sempre de forma artística, com dança, música, teatro, audiovisual. Em 2019, ela procurou um empresário do setor de saúde para falar sobre doação de órgãos. Saiu de lá com uma encomenda: um projeto sobre XLH. Essa síndrome, a Hipofosfatemia ligada ao cromossomo X, afeta os ossos, músculos e dentes devido à perda excessiva de fosfato pela urina, o que resulta em níveis baixos de fósforo no sangue. Popularmente, é conhecida como raquitismo.

"Na verdade, eu nem sabia que se tratava de raros. Quando ele falou sobre XLH, eu fui entender um pouco desse universo. Fui pesquisar, fui conversar com as pessoas e, aí, conheci o Instituto Vidas Raras. Assim, pude desenvolver o projeto, que foi um espetáculo sobre viver".

Kely faz questão de deixar claro que seus espetáculos

não falam de morte ou sobrevivência. São espetáculos sobre viver. E esse é exatamente o nome: "Sobre viver". Ela conta a história da dificuldade de ter um diagnóstico, do abandono das esposas - 80% dos maridos vão embora de casa ao descobrir que tem uma criança rara - da luta por medicamentos e terapias. O novo texto estava prontinho para estrear em abril de 2020, no Teatro Municipal de São Paulo. E aí veio a pandemia do coronavírus. O coração da atriz ficou partido.

"Passamos o ano de 2020 todinho na expectativa de poder fazer em algum momento, mas não rolou. Aí, em fevereiro de 2021, no Dia Mundial dos Raros, resolvemos fazer uma gravação e apresentar online. Foi muito impactante, muito especial. É claro que quem faz teatro quer estar pertinho. Mas era o que a gente tinha. Agora em 2022 queremos retomar o sonho de fazer presencial".

Foi assim que Kely entregou seu coração ao universo dos raros. Além das pessoas com XHL, conheceu o pessoal com a Distrofia de Duchenne, uma doença genética degenerativa e incapacitante que afeta apenas meninos. Ela se caracteriza pela degeneração progressiva do músculo, em decorrência da ausência de uma proteína. Hoje, o Instituto Renascimento tem dois curta-metragens circulando em festivais. Um, "Ave rara" é sobre raquitismo XLH, e está inscrito nos festivais de Brasília, Tiradentes e Ouro Preto, no FIC RIO, além de ter sido selecionado no CertamenRaras, na Espanha, que reúne produções do mundo todo voltadas ao universo dos raros. O outro, sobre polineuropatia amiloidótica familiar (PAF), chama-se "A história de cada um" e fará o mesmo circuito, exceto Brasília. Tudo isso começou nos oito minutos de uma versão cinematográfica de "Sobre viver".

"Eu atuo e produzo. Escrevi para teatro e fiz os argumentos dos curtas, mas contratei um roteirista e um diretor de cinema mesmo para fazer o roteiro. Com o "Sobre viver" fomos finalistas no Festival de Berlim".

Os filmes foram dirigidos por Pedro Henrique Moitinho. "A história de cada um" tem roteiro de Fábio Brandi Torres. "Ave rara" foi escrito por Wagner D'ávilla. Este curta, por sinal, conta com a participação muito especial da atriz Bárbara

Araújo, que tem XLH e é de uma família em que todos convivem com a doença. "O filme captou muito o sentimento, a essência, o modo como o Instituto Renascimento fala. Ficou muito poético, ficou muito bonito. Só fizemos algumas pré-estreias, por causa da pandemia e por causa da participação em festivais, que exigem ineditismo", conta Kely.

Com os filmes, Kely vem conseguindo romper a barreira da invisibilidade que cerca as doenças raras. Ela acredita que o trabalho está apenas começando, mas lembra que, lá atrás, quando o Instituto Renascimento foi criado, também pouco se falava de doação de órgãos. "Há 15 anos eu faço esse trabalho, desde Teatro Municipal a presídio. Eu vou a todos os lugares, e a compreensão das pessoas por meio do lúdico, da proximidade e da experiência, é muito diferente. Claro que, quando a gente fala de doação de órgãos, é uma coisa que a pessoa tem como definir ali, se ela quer ou não, e compartilhar com a família, que é com a família que você dá autorização. E, no caso da doença rara, é um processo, são passos, diagnóstico, dia a dia. Mas eu acredito que é uma forma de despertar nas pessoas que os raros existem".

É a velha história: a informação desperta a curiosidade. "Nossa, o filho da minha amiga eu percebi uma coisa assim. Vou perguntar ao meu médico tal coisa. Isso pode ajudar a ter um diagnóstico e descobrir um caminho de ajuda. Tem pessoas que não sabem nem procurar ajuda", observa a atriz.

Por isso, em todo o material que Kely produz dos raros, ela coloca endereços de sites e redes sociais de instituições em diversos estados do país, para as pessoas procurarem ajuda. Compartilhar é questão de ordem e, sem dúvida, salva vidas.

"O trabalho do Instituto Renascimento é despertar nas pessoas, no coração das pessoas, o desejo de buscar informações. Ninguém vai procurar porque entendeu tecnicamente. Vai procurar porque tocou no seu coração. Eu acho que a arte facilita muito. Por isso, faço questão de ter um programa com as principais indicações para quem precisa de ajuda".

A atriz destaca que sua missão não é transmitir informações científicas ou legais – isso, diz ela, fica para os médicos, os especialistas e os advogados. O que ela faz é ensinar o caminho para as famílias encontrarem apoio. E lógico, entenderem que a jornada não será nada fácil, mas que não estarão sozinhas e poderão encontrar caminhos para uma melhor qualidade de vida. "Eu não tenho informações técnicas, seja de parte científica ou legal, para ajudar essas famílias. Mas eu posso, com meu trabalho, mostrar essas instituições, essas possibilidades, seja no palco, no audiovisual".

Kely diz que, ao receber o primeiro convite para trabalhar com doenças raras, não dimensionam o tamanho desse universo. "Eles são raros, mas são muitos. Quando você pára para pensar, a quantidade de pessoas sofrendo pela mesma coisa. São 13 milhões de pessoas no Brasil. E uma das coisas que mais me impactou foi o percentual de abandono antes de ter o diagnóstico. É muito cruel. É uma loucura".

A atriz se refere a um triste acontecimento na vida dos raros: o abandono dos pais. Na maioria das vezes, as mães acabam sozinhas, tanto na peregrinação por um diagnóstico quanto no cuidado com a criança. Kely diz ter dificuldade para entender como alguém pode deixar de lado um filho sem sequer saber o que ele tem. "Eu não tenho filho, mas tenho gato. Se acontece alguma coisa, eu já fico querendo saber o que está acontecendo com ele. Pode até ser ruim, mas eu quero saber. Dois dias, para mim, já é uma eternidade. E eu fico imaginando uma mãe, ficar quatro, cinco, seis nos atrás de um diagnóstico. Eu fiz uma historinha, nas minhas redes sociais, falando sobre isso. Você está grávida, sonhou com um quartinho, e, de repente, tem que ficar passando por isso. A mulher quando fica grávida, sonha com tudo, menos com a possibilidade de ficar anos atrás de descobrir um diagnóstico".

E ainda há outro fator, comum em muitas histórias que ouvimos no Instituto Vidas Raras: as mães percebem que há algo diferente na criança, mas são incentivadas a deixar para lá, ou porque se trata do primeiro filho, ou porque cada criança é diferente, enfim, por um conjunto de comentários que só confunde mais o que essas mulheres estão tentando entender. "Uma coisa que me impressionou quando eu vi tanto a Vanessa Giovana, uma super ativista por causa dos raros, quanto à Bárbara Araújo, que participou do 'Ave rara'. As duas, de saia, você não diz que elas têm a doença, porque já fizeram cirurgia, não são tão curvadas. E eu me inspirei nos relatos das duas para escrever uma cena sobre isso. Algumas vezes, elas tiveram que mostrar a perna com cicatriz para mostrar que eram deficientes, porque não acreditavam. 'Ué, você não está de muleta, de cadeira de rodas'. Além de já ter a doença, precisar provar que é deficiente para garantir seus direitos? É dureza".

Engraçado é que antes de embarcar de coração na viagem dos raros, Kely até ouvia falar uma coisa ou outra, mas achava que era algo muito restrito. Como ela mesmo diz, tinha "zero noção". Hoje, ela tem outra atitude. "Com certeza, eu devo ter conversado com pessoas com doença rara e não tinha a menor ideia. Hoje, na rua, eu vejo algumas coisinhas e penso: será que pode ser tal coisa? A questão está sempre relacionada à falta de informação, que foi o principal motivo de eu e o Nothon querermos usar a arte para levar conhecimento. Ter a informação, por pior que seja, é melhor do que não ter nada. O sofrimento é muito maior quando não se tem informação alguma".

A autora de "Sobre viver" fala isso por experiência própria. Ela lembra que, quando foi informada da real situação de Nothon, tinha zero informação sobre transplantes ou sobre doação de órgãos. "O Nothon se internou para fazer uma correção de aneurisma de aorta, não foi para transplantar. E o coração dele não voltou a bater. Chegaram para mim, quando acabou a cirurgia e disseram: 'Olha, o coração não voltou a bater, ele vai precisar de um transplante'. Eu pensei: 'Transplante? Eu vou ter que torcer para alguém morrer para o meu marido viver'. Era zero informação. Se alguém me perguntasse: 'você é doadora?' Por princípios e valores que eu fui criada, eu diria 'sou', mas zero informação para doar. Aí é que eu fui entender. A maior parte das coisas que a gente passa é por falta de informação, por nunca ter ouvido falar. Esse é o intuito do Instituto Renascimento, que é despertar essa faisquinha no coração das pessoas. É muito angustiante não saber o que se tem. Quando a gente espera a nota da prova do colégio, a gente já fica angustiada, imagina algo que envolve a nossa saúde e a nossa vida".

Nothon ficou quatro dias sem coração e com circulação extracorpórea. Noventa e seis horas que Kely resumiu nos dez minutos do monólogo "Um coração que também era meu", uma homenagem ao falecido marido. No espetáculo, em uma parte do texto, ela diz: "O coração não estava no meu peito, mas batia dentro de mim", Porque, segundo ela, na lista de transplantes, a família inteira aguarda o órgão. "Eu imagino que, no mundo dos raros, a família inteira também aguarda o diagnóstico para que a vida possa tomar um rumo", compara ela.

Kely segue com muitos projetos, inclusive um sobre outra doença rara. Ao mesmo tempo, planeja estrear um espetáculo sobre HIV na melhor idade. O prêmio Artista Rara coroa uma carreira dedicada a fazer do coração uma ferramenta de compartilhamento de informações. E serve para levar a mais e mais pessoas uma mensagem de acolhimento aos raros e suas famílias. Como artista que vai onde o povo está, Kely aproveitou a pandemia para fazer lives sobre os assuntos com que lida no cotidiano. Vez ou outra, alguém chega e diz que o público é pequeno. E ela nem liga. "Quando me convidam para participar de uma live, me falam que talvez tenha pouca gente. Tudo bem. Se uma pessoa assistiu e foi tocada por aquela mensagem, já valeu tudo. Em algum momento, lá na frente, ela vai se lembrar. Quem faz hoje para uma multidão, começou fazendo de um em um".

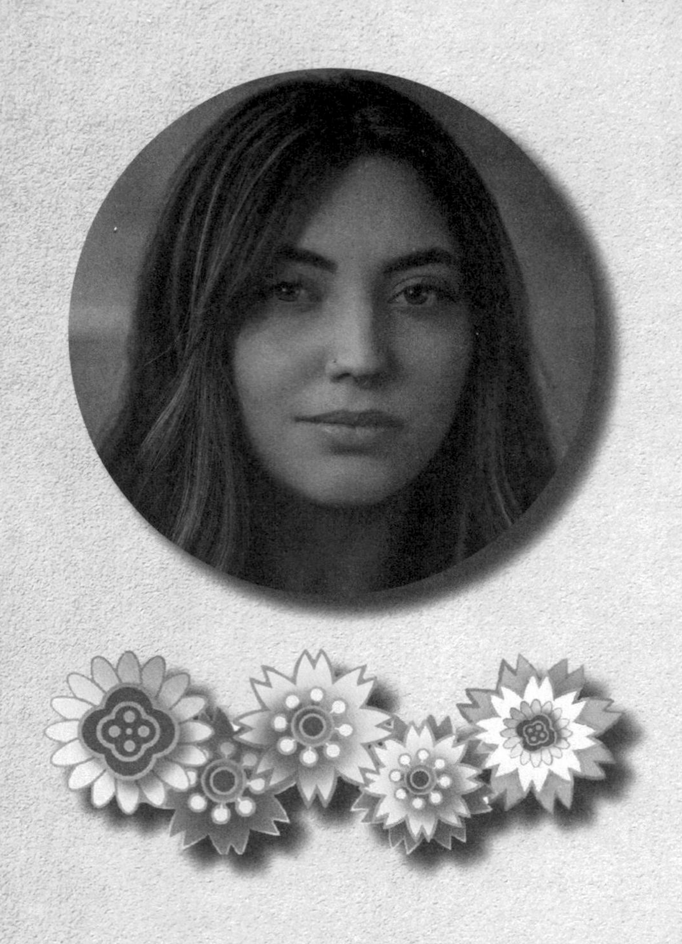

CAPÍTULO 8

REVELAÇÃO SEM LIMITES

Vencedora da categoria Revelação do Prêmio Vidas Raras, a estudante de marketing digital Leticia Fabri compartilha com seus 417 mil seguidores nas redes sociais seu cotidiano de pessoas com uma doença incomum. A garota tem trombocitopenia, conhecida como Plaquetas Baixas, que provoca sangramentos, internos e externos. Por conta da síndrome, Leticia precisou amputar os dois pés e perdeu a audição. Cada dia é um desafio, que, nos últimos 20 anos, ela precisou de muito bom humor para enfrentar. "Meu irmão mais velho foi diagnosticado quando nasceu e faz tratamento desde então. Hoje ele está com 34 e eu com 27. Eu descobri com 7 anos e passei a fazer tratamento junto com ele. E meu pai, aos 50 anos, também soube que tem essa doença".

Quando as plaquetas caem, acontecem sangramentos: pela boca, pelo nariz, pela virilha, no xixi. E ainda há risco de um sangramento mais grave, como uma hemorragia cerebral. Nestes casos, o paciente precisa ir para o hospital. Há vários tipos de tratamentos e Leticia já fez quase todos. "A doença por ser controlada com remédio. O meu organismo funciona por um tempo com um determinado medicamento e, depois, para de reagir àquela medicação. E aí tem que trocar, ir procurando até achar um que funcione. Já fiz vários tratamentos, fiz tratamento quimioterápico. Já fiz cirurgia para retirar o baço. Já fiz tudo quanto é tratamento para equilibrar. Aí agora eu estou tomando uma medicação via oral e uma injeção quimioterápica, na barriga, toda semana, para poder estabilizar o nível das plaquetas".

O risco de uma hemorragia mais séria leva Leticia a tomar precauções, embora ela evite ao máximo viver com limitações. "Não posso sofrer acidentes, não posso me machucar, tem que tomar todos os cuidados possíveis. Mas eu sou uma pessoa muito espevitada e não gosto de viver em uma bolha. Eu gosto de ter a minha vida normal, de praticar esportes, dança. Tdo o que puder fazer, eu vou e faço. Eu não queria essa limitação em mim. Eu odeio ficar restringida de fazer as coisas, mas eu tenho que tomar cuidado. Tenho que evitar algum tipo de batida, porque se surgir alguma hemorragia, preciso correr para o hospital. É uma vida mais limitada, mas eu tento evitar essa limitação".

Leticia trabalha com internet e é justamente nas redes que ela mostra como é possível ter uma doença rara e não perder o humor e a ternura. Com a visibilidade que conquistou, ela passou a postar também sobre outras condições. "Eu posto bastante na internet, não só sobre a minha doença, mas sobre outras coisas. Eu tenho problema de imunidade. Eu tive que amputar os meus dois pés, faz quatro anos, por causa de uma pneumonia bacteriana. E além disso, eu perdi a audição. Desde então, eu faço vídeos tirando sarro da amputação, da perda auditiva, quando eu escuto alguém falando alguma coisa que me ofende. Eu acabo brinçando com toda essa situação para descontrair. Muitas pessoas acabam se identificando, pessoas que têm deficiência gostam do meu senso de humor, das minhas brincadeiras e isso acaba atraindo. Aí meio que virou uma revelação. Acabaram me acompanhando bastante na internet".

Leticia está no Instagram, no Tik Tok e no YouTube. Em sua biografia nas redes, usa a frase "Como enxergar a vida de uma forma diferente: amputee girl". Em cada rede, faz vídeos diferentes, sobre algum tema. A partir de meados de 2021, começou a monetizar suas postagens.

Ou seja: agora ela pode se dizer influencer, com muito orgulho. "Eu já trabalho há quatro anos com a internet, mas só agora começou a dar resultados financeiros. Eu fazia faculdade de Biologia quando eu amputei. E tive que trancar e não deu para voltar. E aí eu passei por todo o processo de me adaptar à prótese, de adaptar à cadeira de rodas. Foi bem difícil voltar a estudar. No segundo semestre de 2021, voltei a estudar. Só que agora eu estou fazendo marketing digital. É mais focado no que eu gosto".

Como em todas as doenças raras, pessoas são afetadas de maneira diferente pela mesma condição. O irmão de

Leticia, por exemplo, tem uma forma mais branda da trombocitopenia. "Ele também passou por vários tratamentos. Só que para ele é ainda mais leve, porque a plaqueta reage mais à medicação. Agora, a minha não reage a quase nada, é bem mais complicada. É bem raro ele se internar por causa da plaqueta baixa. Eu tenho que me internar direto, para fazer transfusão de sangue e tudo mais. Então, ele é um pouquinho mais leve, mas é o mesmo tratamento".

Plaqueta baixa não é uma doença genética, mas na família de Leticia acabou sendo. Até hoje, os médicos tentam descobrir. Por enquanto, desconfiam que há alguma outra doença por trás associada, que acabou afetando a plaqueta baixa. O pai morreu há quatro anos sem um diagnóstico definitivo. "Já fizemos vários exames, vários estudos para tentar descobrir o porquê. Porque não é uma doença genética".

A falta de um diagnóstico mais preciso causa preocupação, mas Leticia não se cansa de dizer que não vive com limitações. Tanto que, contrariando a médica que a acompanha, a garota tem cerca de 20 tatuagens. "Minha médica sempre me xinga. Sempre briga comigo. Mas eu faço o tratamento, espero quando a plaqueta fica alguns meses estabilizada, fica bem, aí eu vou e faço a tatuagem. Mas quando a plaqueta está baixa, eu não faço... não posso fazer nada que cause sangramento".

Leticia sabe que essa traquinagem precisa ser muito bem explicada aos seus seguidores, porque, afinal de contas, com os grandes poderes que a internet lhe deu, vieram as grandes responsabilidades. "É uma responsabilidade grande e, assim, surgiu do nada. Não esperava. Sempre falei na internet sobre o meu problema de plaqueta baixa. Mas era um público muito menor. Quando aconteceu o problema da amputação e tudo mais, comecei a fazer uma campanha para comprar a prótese, que é rara, e tomou uma proporção muito grande e teve grande visibilidade. E eu aproveitei essa visibilidade para falar mais sobre a questão da doença, que é uma doença que pouca gente conhece".

Fazendo jus ao melhor sentido da palavra influenciadora, Leticia decidiu usar os meios de comunicação de que dispunha para falar da trombocitopenia para falar mais sobre essa doença e alertar as pessoas, para ficarem atentas aos sinais que aparecem no corpo. "É uma forma também de as pessoas compreenderem e não cometerem bullying. Eu já passei muita dificuldade nessa questão de bullying, de estar com o corpo todo roxo e acharem que eu apanho, de namorado e de pai, de ficarem preocupados ou acharem que eu tenho alguma doença contagiosa. Eu postava e comecei a gostar de conscientizar as pessoas. Acabaram me denominando influenciadora. E eu gostei muito, porque eu acho que eu tenho uma conexão muito grande com a internet, com a câmera, com conversar com as pessoas. E trazer esses assuntos de uma maneira mais leve".

Leticia faz tudo sozinha. Monta roteiro, grava, edita, cuida de contratos. Acima de tudo, lê com atenção e carinho todas as histórias que lhe mandam. "A maior parte das pessoas que me segue tem uma deficiência ou conhecem algum familiar, ou amigo que tem uma deficiência ou ma doença rara. E me mandam várias histórias, diariamente, pedindo ajuda. Sempre que dá para ajudar, eu tento ajudar, porque eu não consigo ajudar financeiramente, mas compartilho vaquinha, compartilho campanha. Mas tem muitas histórias que eu olho e agradeço pelos meus problemas, porque há pessoas por aí passando por coisas bem complicadas".

Coisas complicadas que, não necessariamente, são visíveis. Visibilidade é uma palavra com dois sentidos para os raros. Uma está relacionada a condições médicas que não deixam marcas físicas. Outro, tem a ver com o fato de que as doenças raras são pouco conhecidas. "A doença que eu tenho, é assim: quando as plaquetas caem, aparecem os hematomas no corpo. Mas tem pessoas que estão com a plaqueta baixa e não aparece nenhum hematoma. É uma doença silenciosa, complicada, tem que fazer exames, fazer hemograma semanalmente. Já passei em médicos que não tinham ideia do que se tratava, que não sabiam o que fazer, que receitaram remédios que eu não poderia tomar, porque a minha doença não me permite. Graças a Deus eu já tinha consciência de que eu não poderia tomar aquela medicação. Eu mesma dizia para o médico: 'eu não posso tomar esse remédio, porque não faz bem para a minha saúde'. E aí foi quando eu consegui o tratamento no hospital que meu irmão Se cuidava. Estamos lá até hoje".

Apesar dos sobressaltos, Letícia diz não ter motivo para reclamar. O hospital está sempre de prontidão para socorrer ela e o irmão, a qualquer hora, em qualquer circunstância. Os médicos tem conhecimento de todo o histórico e de todo o tratamento dos dois. Mas há outras batalhas a serem enfrentadas. "Eu batalho muito com o INSS, porque a doença não é reconhecida. Não tenho direito a auxílios do INSS. Em 2021, passei por nove internações. E são períodos longos, de duas, às vezes três semanas. Lógico que eu não consigo trabalhar. Uma empresa não vai aceitar um funcionário com esse problema. E o INSS não reconhece. Então é muito complicado. É muito difícil".

Letícia está solteira. O último namorado terminou o relacionamento quando ela amputou os pés. Histórias de abandono são comuns no mundo dos raros. Ela tirou de letra. Não quer ficar arrastando correntes por aí. E assim, com bom humor frente às adversidades que a garota vai levando a vida. Ah, sim, pode-se dizer que há até um Manual de Letícia, para emergências. "Sempre que eu vou viajar, eu deixo avisado os remédios que eu tenho alergia, os remédios que eu posso tomar, o meu problema de saúde. A minha médica sempre me orientou a deixar, junto com a minha identidade, escrito a minha doença, os remédios que eu tenho alergia e tudo mais para, no caso de eu estar desacordada, quem me socorrer saber qual procedimento tomar. É praticamente um manual"

Felizmente, Letícia nunca enfrentou uma situação em que as orientações cuidadosamente registradas e repetidas a quem a conhece precisassem ser postas em prática. "Deixo todo mundo alertado. Não sei como vai ser o dia de amanhã", diz ela.

Ao que tudo indica, o dia de amanhã será com novas conquistas. O Prêmio Mulheres Raras provou que a garota está no caminho certo. "O prêmio mostrou que tudo o que eu estou fazendo está valendo a pena. Toda a questão que eu estou trazendo, de as pessoas terem mais conhecimento dessa doença e tudo mais, está valendo a pena. As pessoas votaram para que eu pudesse ganhar. Isso significa que eu estou tocando a vida dessas pessoas, de todas essas doenças. Isso foi muito importante para a minha história com essa doença".

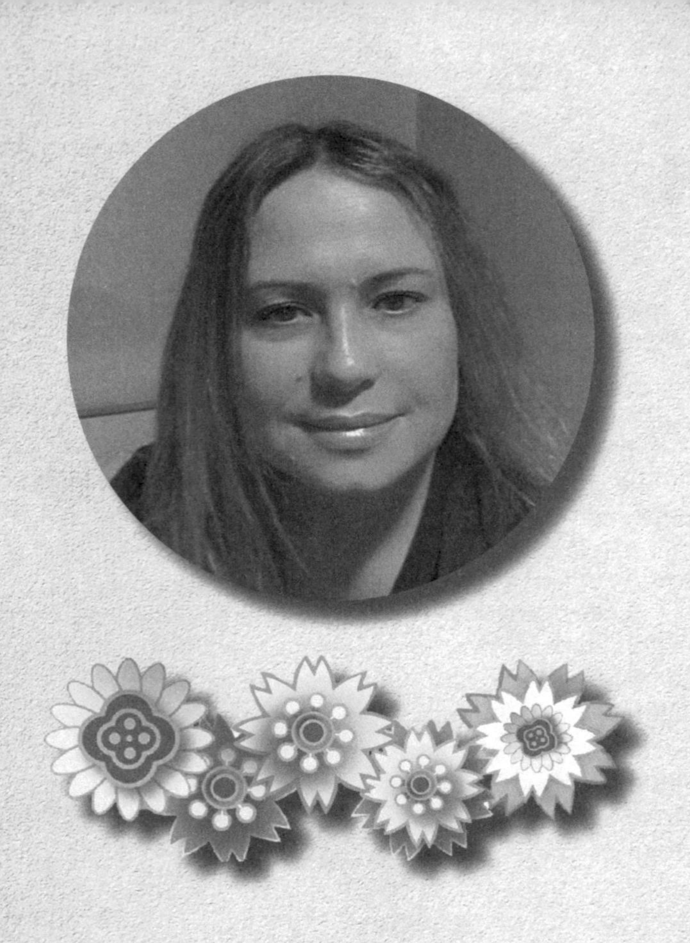

CAPÍTULO 9

A HISTÓRIA DA SUPER NINA

Marina é a terceira filha do casal Júlio e Lisiane. Nasceu em 2017. É uma menina incrível, corajosa, doce e amada por todos. Ela tem 47xxx nos cromossomos. Ao nascer, precisou ser reanimada e somente anos depois descobriu-se que isso causaria lesões irreversíveis no cérebro (paralisia cerebral). Também tinha um dedinho a mais (polidactilia) em uma das mãos. Duas condições que nada têm a ver com a trissomia. Mas não precisou ficar na incubadora e teve alta. Nada se descobriu no primeiro momento.

Aos três meses, percebeu-se que não estava atingindo os marcos de desenvolvimento e foi pedido o exame genético, que diagnosticou o xxx. Iniciou-se então as terapias (fisioterapia, fonoterapia, terapia ocupacional e equoterapia).

Com um ano, teve sua primeira convulsão e até hoje toma medicamento para controle. Teve várias pneumonias no primeiro ano. Com 2 anos foi para a CTI e precisou entubar para receber ventilação mecânica. Ficou com 75% do pulmão comprometido, correu risco de vida e passou dois meses internada até receber alta.

Em função dessas pneumonias, suspeitou-se que ela fazia microaspirações, então colocou gastrostomia. Com isso começou a crescer e pegar peso, o que antes era bem lento. Um ano e meio depois, aconteceu tudo novamente, mas Nina venceu de novo. E depois teve Covid. "Ser essa guerreira e vencedora é mais um motivo para ser chamada de super. Sempre tivemos muita fé e isso nos ajudou".

Ufa. É assim que a vencedora da categoria Cuidadora, a psicóloga Lisiane Bernardi, resume a trajetória de sua filha Marina, a Nina. Desde que descobriu que a menina tem a síndrome do Triplo X, ela não parou mais de estudar sobre o assunto. Quando eu descobri que a Marina tinha uma síndrome, eu fui atrás de tudo sobre essa condição. E tem bem pouca coisa na literatura. Tudo igual, às vezes com informações desencontradas, que não estão certas. Eu percebi que eu precisava melhorar isso. Entrei de cabeça para ajudar os outros".

Quando a família descobriu o Triplo X, foi atrás de informações e constatou que há bem pouca. No Brasil também não havia nenhuma instituição ou grupo de apoio.

Como psicóloga, Lisiane viu aí uma forma de ajudar outras mães, para que ninguém ficasse sozinha ao receber o diagnóstico". Então criou um grupo no Facebook, WhatsApp e Instagram, em que reúne, informa e acolhe todas que chegam (hoje já são mais de 60 de diversas idades). Pelo Instagram, também ajuda outras mães e participa da aliança de grupos de raros no Brasil.

A Trissomia do X pode não causar sintoma algum - tanto que apenas 10% das mulheres com a síndrome são diagnosticadas. A psicóloga conta a história de uma mulher, com deficiência auditiva, que levou a filha para fazer um exame e ver se ela herdara o problema. Só assim descobriu que a menina era Triplo X. "Muitas pessoas podem ter e não saber. Algumas só descobrem quando tentam e não conseguem engravidar. Aí, o teste genético traz a notícia. Há mulheres que sofrem aborto espontâneo. Outras, em contrapartida, levam uma gravidez normal".

Lisiane, de tanto pesquisar, descobriu que há um sintoma mais comum. "A característica que aparece mais é um pouco de atraso no desenvolvimento. Algumas demoram um pouquinho para falar, outras para andar. Umas têm dificuldade escolar, 10% a 15% têm convulsão, epilepsia. Também vejo muitas mulheres que estão grávidas de meninas Triplo X. E os médicos, por desconhecerem a síndrome, principalmente em países em que o aborto é legalizado, oferecem a interrupção da gestação".

A psicóloga já foi procurada por grávidas de meninas com Triplo X, que estavam apavoradas com o diagnóstico e haviam sido consultadas sobre a possibilidade de abortar. "Eu sempre lembro que há mulheres com Triplo X que não apresentam sintoma algum. Mesmo as que têm sintomas, são incríveis. A Nina tem muitos sintomas, mas eu não queria não tê-la".

Diagnósticos tardios são comuns entre os pacientes de doenças raras. No caso da Trissomia do X encontrou mulheres entre 30 e 40 anos que viviam sem uma rede de apoio e enfrentando a falta de conhecimento até entre os médicos. "Como aguentaram tanto tempo, sem um grupo, sem acolhimento? Por isso, logo que soube da condição da Nina, e ela ainda era um bebê, eu quis criar um grupo. Isso foi antes de eu saber o que a minha filha ia ter, como é que ela ia ser e de aparecerem os problemas maiores. Eu quis agregar outras pessoas. E isso também foi fundamental para mim", conta Lisiane.

O compartilhamento de informações ajudou, por exemplo, no momento em que Nina começou a convulsionar. A psicóloga, por conta das conversas no grupo que criou no Facebook, sabia que 15% das meninas com Triplo X podem desenvolver epilepsia. "Como eu já tinha conversado com outras pessoas, eu já estava preparada. E essa coisa de contar o que estava acontecendo com a Nina e o que poderia acontecer, foi muito importante. Quando deu a primeira crise convulsiva, ela estava na casa da minha mãe. E, por ela saber, ela correu para o hospital. Se eu não estivesse preparada, e não tivesse preparado minha família... Por isso, é bom saber tudo. Por pior que seja a informação, você precisa dela para agir com segurança".

Quando criou um grupo em rede social, Lisiane pensava apenas em aprender mais sobre a síndrome da filha, já que os livros eram poucos e com informações escassas. Embora nos Estados Unidos e em outros países já houvesse grupos e associações, no Brasil as famílias ainda não tinham estabelecido um ponto de encontro. Eram muitas, mas faltava quem as conectasse. Assim, a iniciativa modesta no Facebook logo cresceu no WhatsApp e não parou de aumentar. "Eu queria encontrar outras com as mesmas condições, com as mesmas características, com a mesma síndrome, para poder entender mais, ouvir diretamente de alguém que vivia aquilo. E deu certo. Agora, toda vez que alguém descobre no Brasil que tem Triplo X, acaba me procurando".

Nem a localização geográfica impede o grupo de expandir fronteiras. A facilidade da língua permite, por exemplo, que mulheres de Portugal contactem Lisiane. As histórias e os objetivos são sempre parecidos. "São pessoas que querem trocar informação. Às vezes, chegam e dizem: 'Ah, não tenho ninguém aqui.' E eu digo 'tem sim' e faço as conexões. Já são mais de 50 meninas e mulheres que se encontraram por meio desse grupo. Tem sido muito bom".

A psicóloga observa que um caso comum no grupo é o da mulher que descobre que está grávida de uma menina Triplo X e não sabe sequer onde procurar informações. "São mulheres sem nenhum norte, que estão com medo e precisam saber mais sobre a síndrome. Nós vamos orientando. Não é uma coisa organizada, assim instituída, é uma conversa de amigas. Hoje em dia, acho que Deus me escolheu para poder ajudar outras pessoas".

Uma ajuda que, muitas vezes, nasce das descobertas que brotam na jornada de Nina. Lisiane conta que o cotidiano das meninas do Triplo X envolve cuidados similares: fisioterapia, fonoaudiologia, terapia ocupacional, enfim, uma série de tratamentos que facilitam o desenvolvimento das crianças. Acima de tudo, a psicóloga defende a necessidade de não esconder o problema. "Desde o início, eu queria saber mais, pesquisar mais, correr atrás. Não teve aquela coisa de parar tudo. Eu só fiquei triste e logo sai procurando. Sempre quis fazer mais e mais testes".

A partir desse momento, Lisiane entendeu que, para cada pessoa que contava, era mais alguém com quem podia se sentir à vontade. Aos poucos, contou para todas as amigas, como em um gesto de libertação. "Percebi que falar era o que ia me fazer sentir livre, Para poder ser quem eu era", afirma.

Fácil? Claro que não. O processo de Nina foi longo e ainda está em curso. A psicóloga admite que sempre corre atrás, quando desconfia que há algo errado com sua caçula. Após o diagnóstico inicial, vieram novas características, novas soluções. Cada dia é, simultaneamente, uma vitória e uma novidade. "Por isso, eu considero tão importante falar mais sobre o Triplo X e falar mais sobre as doenças raras em geral. O desconhecimento mata. Para mim, a força do prêmio está aí: fazer com que mais pessoas saibam da existência dos raros".

Lisiane reconhece que, até Nina nascer, não fazia a menor ideia do que era uma doença rara. Mas esse jogo mudou. "Às vezes eu vejo umas pessoas e fico pensando: 'será que não tem Triplo X?' Algumas são bem altas, têm altura maior do que as garotas da sua idade. Mas, para diagnosticar fisicamente, é bem difícil", conta ela, em referência a uma das características possíveis da Trissomia do X.

Não é à toa que a psicóloga consegue identificar possíveis características em outras pessoas: desde que Nina era muito pequena, ela desconfiava de alguns sinais que a menina apresentava. A intuição de uma mãe rara costuma ser muito aguçada. "Eu achava que a Nina tinha alguma coisa porque ela não alcançava os marcos de desenvolvimento. Para você entender, a Nina tem 4 anos, mas é como se ela tivesse um aninho. É o jeito dela, sabe? O entendimento dela pras coisas, a integração, é mais ou menos assim".

Desde os primeiros dias, Nina era muito quietinha, muito calminha, não tinha reflexo de sucção para mamar. Nem passava pela cabeça de Lisiane que o comportamento da bebê pudesse estar relacionado a um fato ocorrido no parto. "A Nina nasceu com Apgar 1. Nota abaixo de 4 é sinal de algo bem grave e o bebê vai para a incubadora. Em geral, são prematuros e com alguma condição muito séria. A escala vai de 1 a 10, então, quem está com 1 equivale a dizer que ela só estava viva. Isso sempre me chamou atenção", lembra a mãe.

Só que, na avaliação da psicóloga, naquele momento aconteceu o primeiro milagre na vida da Nina.Como ela não chorou e estava molinha, os médicos fizeram procedimentos para reanimá-la. "A Nina melhorou tanto que ela teve uma nota nos cinco minutos, que é o que vale, a segunda nota. E ela não precisou de incubadora, não precisou de nada, foi para o quarto com a gente. Ninguém levou em consideração essa primeira nota, porque logo ela teve um 9. Todo mundo pergunta: 'como vai do 1 para o 9"?. Eu acredito que foi um milagre. E aí passou e nunca mais ninguém levou em conta esse fato".

Ainda naquele dia, entretanto, o médico falou sobre o

dedinho extra da Nina. Depois ele me falou que era uma criança linda, que estava tudo bem. Mas insistiu em saber se alguém na família também tinha polidactilia (presença de dedos adicionais nas mãos ou nos pés). "A gente ficou muito com aquilo na cabeça. Foi o que chamou a atenção, como se fosse o mais importante. E todo mundo focou na história do dedinho, como se aquilo fosse o nosso problema. Mas, aí, fomos para o quarto. Ficou tudo bem e nunca mais se falou nisso. Apesar de que, sempre que ela vai começar uma nova terapia ou fazer a entrevista com um médico uma terapia, e eu falo da nota 1, todo mundo fica chocado".

De maneira geral, Nina tem características muito leves, como os olhos um pouco afastados, que indicam alguma síndrome, não necessariamente o Triplo X. A implantação da orelha também é mais baixa. E ainda havia a questão da hipotonia, ou seja, o tônus muscular da bebê não seguia o padrão convencional. A pediatra, amiga de Lisiane, sugeriu consultar um neurologista, após desconfiar que a menina "tinha alguma coisa a mais". "A neuro começou a examinar e foi dizendo: 'esse olhinho aqui é característico de síndrome', 'essa orelha mais baixinha também é característica'. O céu da boca é uma característica, do mesmo jeito que a polidactilia . Ela tinha várias coisinhas que normalmente ninguém percebe, mas que saltaram aos olhar clínico do médico. Para mim, ali foi como se fosse o diagnóstico. Foi o dia que eu mais sofri".

Em geral, quando uma pessoa está no processo de avaliação de um problema, é comum a expectativa pelos laudos, pelos resultados dos exames e pelo diagnóstico. Lisiane, porém, travou no momento em que ouviu a frase: ela tem uma síndrome. "Foi ali, antes de eu saber o nome da síndrome. Mesmo antes de vir o resultado, ali foi o dia que doeu. Eu estou sempre um passo à frente e já saí perguntando: 'ela vai ter algum problema?'. A médica disse para ter calma e fazermos um exame básico. Nesse dia, eu chorei".

O exame básico deu nome e sobrenome ao problema. No papel, as três palavras que mudaram a vida de Lisiane: Trissomia do X. Sem saber do que se tratava, a psicóloga teve a reação mais comum entre as pessoas que recebem um diagnóstico pouco comum: correu para a internet. "Tinha pouca coisa e muita informação repetida. Algumas coisas não fecham. Mas o que eu mais queria era encontrar foto de alguém que tivesse a mesma síndrome, para comparar as mesmas características. Mas só tinha fotos antigas".

Ainda hoje, a decepção com a busca infrutífera ecoa no trabalho da psicóloga. Ela gosta de postar fotos de Nina par que outras mãos vejam uma criança com Triplo X. "Quem entra no nosso grupo deve ficar muito mais confortável, porque dá para ver meninas totalmente bem, que levam uma vida normal, sem sintoma algum. Uma ou outra têm dificuldade maior, demora mais para falar, para interagir. Mas o número de crianças com características severas é bem menor".

Tanto que, apesar de saber que a filha tem Triplo X, Lisiane ainda busca outras respostas. Das 50 e poucas meninas do grupo, apenas Nina e outras duas apresentam características semelhantes. Nina não anda e não fala. a psicóloga sabe que o fato de a filha ter epilepsia e seguidas pneumonias contribuem para agravar o caso. A super menina já esteve à beira da morte. Mas como toda heroína. "Com um aninho ela teve a primeira convulsão. E foi bem sério, foi uma daquelas convulsões características. Daí a gente ia ter alta, a gente estava no hospital, na hora que estava descendo as escadas, ela teve outra convulsão no meu colo. E ali eu vi Deus agindo, porque não deixou a gente sair do hospital. Ela começou a tomar anticonvulsivo. Hoje está controlado".

Ou quase. Quadros infecciosos, como uma pneumonia, podem desencadear crises de epilepsia. Mesmo depois que passou a controlar as convulsões, com o auxílio de medicamentos, ela ainda se desenvolvia pouco e não crescia como outras crianças da mesma idade. "Um dia, ela teve uma pneumonia, No final de 2019, passamos o Natal e o Ano Novo no hospital. A Nina teve 35% do pulmão comprometido. Entubou, extubou, depois entubou de novo. Não morreu porque Deus tem um propósito assim na vida dela. Ela sofreu muito. E os médicos chegaram à conclusão de que ela faz microaspirações. Isso deve dar a pneumonia nela, porque não é a pneumonia de uma gripe. Então colocaram gastrostomia. E Nina tem mais isso também. Tem aquele botão para alimentação", conta Lisiane.

Das meninas do Triplo X que a psicóloga conhece, só mais uma precisou da gastrostomia, por conta de complicações alimentares e cardíacas. O procedimento fez efeito. Nina começou a se desenvolver, a crescer e a ficar gordinha. "Hoje, as gurias até brincam: 'olha as coxas da Nina'. Ela está bem... desenvolveu um monte. Pode parecer que foi ruim, toda mãe acha ruim, mas a gastrostomia foi a melhor coisa que aconteceu. Porque ela teve força para enfrentar várias coisas".

Em setembro de 2021, ela precisou trocar o botão da gastrostomia, mas a primeira tentativa não deu certo. Na mesma noite, o termômetro registrou 41 graus de febre. Lá foi a família de volta ao hospital. Diagnóstico? Pneumonia. "Provavelmente, quando ela fez a anestesia, ela fez microaspiração e fez outra pneumonia. A Nina ficou muito mal, entubou de novo. Mais uma vez, ela foi uma guerreira. O que a gente vê naquelas CTIs, o que a gente passa, o que ela passa, não dá para acreditar. É muito sofrimento. As anestesias não pegam nela. E ela fica entubada, meio que acordada. É bem difícil de encarar aquilo ali . É bem difícil".

Apesar do medo e do sofrimento, esses momentos são recebidos com mais sabedoria. Lisiane lembra que, a cada internação, já sabe o que vai passar. E se segura na fé. "Tinha dias que os médicos chegavam e diziam: 'olha, mãe, a gente tá perdendo pro bicho, assim, as bactérias, os vírus'. Ela pegou bactéria do hospital...Aquelas coisas que acontecem no CTI. Mas o que nos ajuda sempre é a nossa fé. A gente tinha certeza de que ia ser um período. Poderia acontecer o que fosse, mas a gente ia sair daquilo ali. A gente ia vencer. Essa fé é o que nos sustenta e nos mantêm fortes para suportar, até porque temos outros dois filhos".

Nina tem dois irmãos: Isadora de 13 anos e Pedro de 15 anos. O hospital em que a super garotinha se trata é em Santa Maria e a família vive em Santiago. As duas cidades, no Rio Grande do Sul, distante 153 quilômetros ou uma viagem, de carro, de mais ou menos duas horas. "No começo, a gente precisava deixar eles com os meus pais para poder ficar com a Nina. Ficar longe também causa sofrimento, tanto a nós quanto a eles. Eles precisam da gente nessa fase, mas não há o que fazer. Dói ficar lá com a Nina e distante dos outros", admite a psicóloga.

Só que, como toda super heroína, Nina também tem irmãos com super poderes: em especial o de amá-la incondicionalmente. A mamãe Lisiane até gostaria que eles ajudassem um pouquinho nas tarefas de casa, mas reconhece que a adolescência tem dessas coisas.

Ela parou de trabalhar para se dedicar integralmente à caçula. O marido, Júlio, é supervisor de vendas de uma empresa farmacêutica e viaja bastante a trabalho. "Eu gosto de estar em casa, eu gosto de cuidar, eu sempre fui muito família, eu não me senti mal em abrir mão da psicologia. Eu parei antes da Nina até. É que os outros dois foram muito pertinho. A diferença é de 1 ano e 8 meses. Então eu tinha que cuidar dos dois".

Agora com os mais velhos na adolescência, Lisiane se divide entre a casa, o grupo de redes sociais e as diversas atividades de Nina. Além de fisioterapia, fonoaudiologia, terapia ocupacional, a menina já fez equinoterapia, musicalização e frequentou uma psicopedagoga. "O que me dizem que é bom, eu vou fazer também", explica Lisiane.

Mas voltando à intuição aguçada das mães raras, assim que a pandemia começou a arrefecer, Lisiane resolveu tentar ver o que havia dentro da cabecinha, por desconfiar que os problemas da filha não estavam relacionados apenas ao Triplo X. Até porque o dedinho a mais, por exemplo, não está associado à Trissomia. Uma tomografia trouxe novas informações. "O exame mostra várias cicatrizes no cérebro. Por isso, a tal nota 1 no Apgar. Ela estava muito mal e deve ter sido reanimada. E naquele momento deu algumas falhas no cérebrozinho dela, que causaram várias lesões pequenas. Em termos leigos, é paralisia cerebral", revela a psicóloga.

Por mais que os médicos digam que o que a Nina tem é um atraso generalizado, um atraso neuropsicomotor, o fato é que, agora, a família sabe que realmente há outras complicações. A confirmação da desconfiança de Lisiane aconteceu em um momento dramático. O resultado do exame foi entregue na UTI em que Nina se recuperava da última pneumonia. "Não deu nem para sofrer com isso. Se eu recebesse esse diagnóstico sentada em casa... mas recebi no meio de um turbilhão. Então, para mim, era só mais uma coisa para pensar, nem chocou tanto... E a paralisia cerebral também, foi meio que uma resposta para entender. Foi um choque, porque essa palavra parece tão forte. Medo, porque a gente tinha esperança, tem ainda de que ela vá se desenvolver mais. Mas a gente sabe que a paralisia cerebral é bem mais difícil. Na Nina, foi em várias partes do cérebro, o que complica ainda mais", desabafa Lisiane.

Mesmo com o peso de um diagnóstico tão complicado, a psicóloga evita considerar que aconteceu algum erro médico na gestação ou no parto da caçula. "Pode ser que, na minha barriga, ela já estivesse em sofrimento, alguma coisa assim no final. Bem ali no finalzinho, ela já não estava ganhando peso e a médica sugeriu fazer logo a cesariana. Na hora que ela nasceu, eles trataram tudo tão natural... Não falaram nada. Acho que não foi um erro. E tem a questão da hipotonia, causada pelo Triplo X. Ela já estava molinha, fraquinha. Tudo contribuiu. E nem tem como saber que parte do cérebro foi afetada porque foi em vários lugares e não para dizer que só vai afetar a fala ou a motricidade. Pegou um pouquinho de tudo, por isso ela tem atraso em tudo".

O que anima Lisiane é ver o quanto Nina se mostra valente a cada desafio que lhe surge. Pela menina, ela também se move no sentido de ajudar outras mães a entenderem porque concebem filhas com Triplo X. "É aleatório. Não tem a ver com idade.Eu achava que poderia ter, mas já encontrei várias mães novinhas. Também achava que não passava de uma mãe para a filha, mas acabei encontrando nos Estados Unidos umas duas mães cujas filhas também têm. Não é hereditário, embora, quem tem síndrome, às vezes, gera filha com síndrome. A genética explica como algo aleatório, que aconteceu porque tinha que acontecer. Eu já vi gente de todo tipo tendo filha com Triplo X".

São histórias como essas, que compartilha no grupo que criou, que Lisiane gostaria de ver ganharem o mundo, embaladas pelo prêmio Mulheres Raras. Tal e qual uma formiguinha, vez ou outra, ela esmorece na missão que se impôs. O sorriso de Nina lhe dá forças para seguir adiante. Não é a importância, mas o significado do prêmio. Isso me fez perceber que não é por acaso. Tem horas que você pensa: 'eu não vou ficar ajudando os outros'. Muitas vezes, eu me sinto sozinha. Ninguém levanta uma bandeira, ninguém apoia. E este prêmio me fez ver que muitas mães se sentem representadas por mim. Muitas me escreveram dizendo que o meu jeito de contar as histórias torna as coisas mais leves. Eu não levo para o lado da tristeza, do sofrimento. Por exemplo, quando ela está nos hospital, em vez de eu botar foto dela ruim, faço foto com meias coloridas e todo fica comenta: 'que lindo'. Busco trazer energias positivas".

A mãe da Super Nina conta que o marido vive dizendo: "Lisi, não existia o grupo porque era para ser seu. Era uma missão para ti". Então, ganhar o prêmio a fez entender que está no caminho certo. Muitas vezes, ela pensava que ninguém estava vendo. E rebatia o marido: "Júlio, quem sou eu aqui no interior. Bem longe na fronteira com a Argentina. Quem sou eu aqui pequenininha. Tem gente com tantos seguidores, que faz tanta coisa. E eu sou só uma pessoa normal". E ele sempre reforçava que o trabalho da esposa tem um propósito maior. "Ele me fez ver que realmente é um propósito, que outras pessoas estão recebendo essa ajuda. Às vezes, eu nem percebo que estou ajudando, mas esses votos no prêmio mostraram que as pessoas me enxergam. Tem mais gente do que eu pensava que está vendo e se identificando. Isso me fez ter vontade de continuar, de continuar ajudando, e de perceber que não é um grito sozinho, que tem eco".

Hoje Nina ainda não anda nem fala, mas é em função das lesões no cérebro e a família continua com as terapias para sua evolução. Se fosse deixar um conselho, a psicóloga diria: buscar informações, não desistir, falar sua história para ajudar outras e manter a fé.

Esse jeito de contar histórias que cria identificação com os interlocutores, talvez, seja coisa de quem nasce em Santiago, orgulhosamente conhecida como uma terra de poetas. O escritor Caio Fernando Abreu é um dos filhos ilustres da cidade. E a força de sobreviver às tempestades, ao que tudo indica, está no sangue da família. Basta ver a saga de Pedro, o primogênito da família.

"Nossa luta vem de antes. Quando o Pedro tinha 10 anos, passou dois meses internado no hospital. Ficou bem mal. Nesse momento de dor, ele e eu, juntos, escrevemos um livro, chamado "O milagre". Muitas pessoas dizem: 'li o livro do teu filho. E ele me ajudou, porque eu estava no hospital com uma pessoa querida, e aquelas palavras me inspiraram a continuar e não perder a fé'. Pedro teve uma complicação que paralisou as pernas. Não conseguia andar, sentia muita dor. Foi terrível, mas em nenhum momento ele desistiu. No livro, ele conta que sonhou que a gente ia ter uma menina e que ia se chamar Marina".

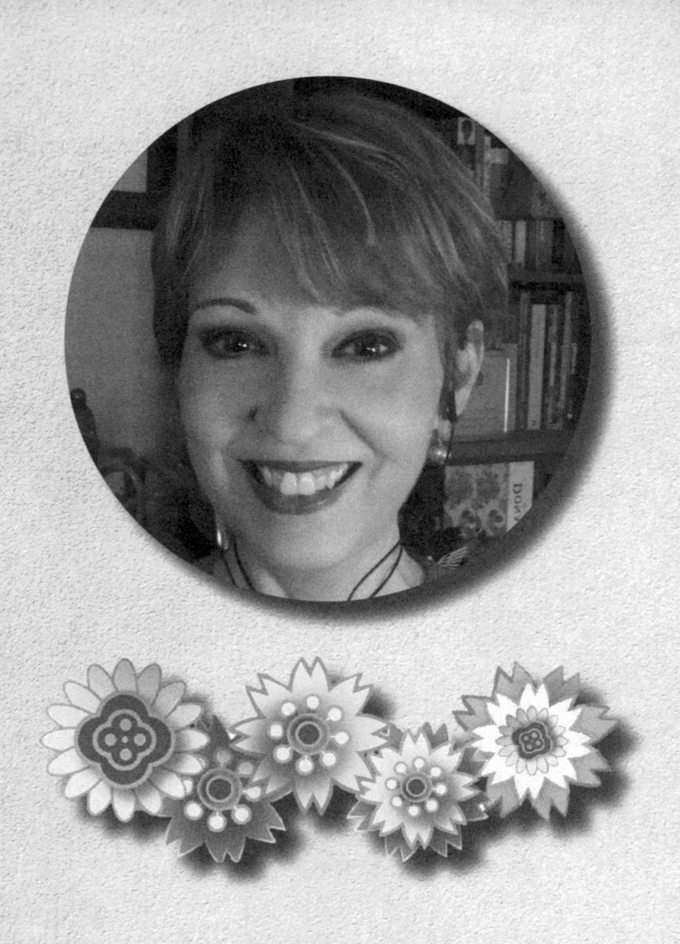

CAPÍTULO 10

A AMIGA QUE É UMA RARIDADE

Quando a publicitária Marília Castelo Branco recebeu a notícia de que havia conquistado o Mulheres Raras, na categoria Mãe Amiga dos Raros, quase não acreditou. Embora seja uma das personalidades mais conhecidas no meio das doenças raras, ela, até então, não tinha se dado conta da força de sua militância. "Eu sempre digo que fui trabalhando, trabalhando, trabalhando. Quando eu ganhei o prêmio, levei um susto. Porque você não está pensando assim que as pessoas te conhecem. Hoje em dia não sabemos exatamente onde estamos chegando", diz ela. "O importante é que esse prêmio sirva para divulgar ainda mais as doenças raras e tirar as pessoas da invisibilidade".

O reconhecimento coroa uma jornada iniciada em 2004, quando Marília teve o terceiro filho. Thales nasceu com a Síndrome de Edwards. "Ele me pegou completamente desprevenida. Nada foi detectado durante a gravidez. E aí ele nasceu. E não chorou. Foi levado imediatamente para a UTI. Já se passaram quase 18 anos e eu ainda tenho a memória viva daquele período muito difícil, muito traumático. Eu só pensava: nossa, ninguém sabe o que é". Trinta dias depois, eu fiquei sabendo que ele tinha essa síndrome que eu nunca tinha ouvido falar".

Nos primeiros anos do século XXI, a internet ainda era praticamente um deserto, com poucos lugares em que as pessoas podiam se encontrar para compartilhar interesses comuns. Quando Thales estava com 4 meses, Marilia recebeu, do irmão, um convite para entrar no Orkut. Como sempre foi ligada em tecnologia, ela aceitou e começou a vasculhar aquela que seria a mãe das atuais redes sociais. "No dia 6 de Setembro de 2004, eu comecei uma comunidade chamada Pais de Crianças Especiais. Entrei e disse: 'estou aqui porque eu tenho um filho com síndrome de Edwards. Eu procuro alguém que me ajude a cuidar dele".

O chamado deu certo: as pessoas foram entrando e nem todas famílias de crianças com Síndrome de Edwards, mas, afinal de contas, como lembra a própria Marília, o nome da comunidade falava apenas em crianças especiais. Menos de um ano depois, ela já havia conseguido reunir quase seis mil pessoas. "Para a época, era muito significativo. Estavam ali pessoas que conseguiram entender o que eu falava, mas sem ficar com dó de mim, sem me vitimizar".

Nas páginas do Orkut, Marília contava sua saga com Thales como quem escreve um diário. As idas ao hospital, as paradas cardíacas, os desafios do dia a dia. Só que, de repente, o protagonista da história partiu. "Com um 1 ano e 5 meses, o Thales foi embora. Os médicos tinham dado 30 dias de expectativa de vida para ele, mas meu filho viveu 17 meses. E eu havia construído um espaço em que se falava muito de amor. As pessoas acreditavam que o Thales iria viver de amor. Só que ele morreu. E, em contrapartida, eu tinha um lugar de suporte muito importante".

Hoje, as redes sociais conquistaram o mundo. Mas, ali, em 2005, as pessoas ainda acreditavam que a internet era como "máquinas falando com máquinas". Marília percebeu então que não era assim. Que havia pessoas na ponta dessas máquinas. Naquele espaço virtual, ela se sentiu acolhida. Thales tinha ido embora, mas todos insistiam para ela continuar, para não desistir. "Isso foi muito importante na época em que eu perdi meu filho. Eu tinha uma responsabilidade com milhares de pessoas e queria mostrar para elas que, de alguma maneira, Thales continuaria. No meu amor, no amor delas".

Passaram-se alguns meses e uma das mães, a advogada Adriana Monteiro, que está conosco até hoje, fez uma proposta: "Ela me disse: olha, Marília, eu estou muito impressionada com a força desse espaço virtual, porque olha só a quantidade de pessoas que conseguimos ajudar. O que você acha de a gente oficializar esse negócio e fazer uma ONG, uma associação, para ter mais credibilidade?".

No primeiro momento, a mãe do Thales disse não. A falta de experiência com o terceiro setor e o luto se somavam à necessidade de voltar ao mercado de trabalho. Marília achava também que não daria conta. Foi taxativa: não topava e pronto. "Esperneei até que ela me convenceu, dizendo que não a gente ia fazer a parte burocrática, que ia demorar um tempo... Não ia ser uma coisa de uma hora para outra, daria para levar o trabalho e a associação. Eu falei: 'se é assim, vamos fazer'. Criamos a Associação Síndrome do Amor em novembro de 2007".

Em outubro do ano seguinte, Marília foi a uma reunião no Rotary Club para contar sua história. Saiu de lá com sede para o projeto. O doador? Uma pessoa, um casal, que ela nunca tinha visto na vida. A ONG continua no mesmo lugar 15 anos depois. "As coisas aconteceram muito rápido. Quando o universo está precisando da sua colaboração e você diz SIM, ele vai te jogando tudo que precisa e te preparando para realizar. Eu nunca, em nenhum momento, lá nos primórdios da comunidade, pensei nos desdobramentos que iriam acontecer. Não era essa minha intenção, não foi algo que eu programei".

A Síndrome do Amor leva o nome de um livro que Marília escreveu, para registrar sua história com Thales. Ela queria botar no papel tudo que aconteceu naqueles 17 meses, porque achava que poderia esquecer os tantos ensinamentos que ele lhe trouxe. Nunca chegou a publicar. "Só mostrei só para algumas pessoas, entre elas a advogada Adriana. E ela falou: 'Marília escreveu um livro chamado Síndrome do Amor, então, acho que esse deve ser o nome da associação'. E foi assim. Somente nos últimos anos, a entidade acabou se tornando mais conhecida por causa da Síndrome de Edwards".

No início da associação, Marília estava tão sem ideia do que fazer que começou a apoiar as famílias dos pacientes do professor doutor João José Carneiro, cirurgião cardiovascular de Ribeirão Preto, cidade onde mora. O médico faleceu em 2020. "Com esse apoio para as famílias, eu passei a ter algumas parcerias de hotéis, aqui em Ribeirão Preto, aí depois eu fiquei conhecendo um geneticista do Hospital das Clínicas aqui de Ribeirão, que é um investigador de doenças raríssimas e que atraía, para cá, muitas crianças, de todo o país".

Esse super detetive da genética é o médico Charles

Marques Lourenço, uma referência no mundo das doenças raras. Marília é só elogios: "Ele é uma pessoa muito especial, muito diferente de tudo que a gente conhece nesse mundo".

Na época, a Síndrome do Amor tinha muito mais casos que não eram de Edwards. Só que, entre 2017 e 2018, a associação chegou aos mil pacientes com a mesma doença rara de Thales. Diante de um número tão significativo, Marília achou que chegara a hora de dar passos maiores: "Fomos em busca de uma lei de conscientização. Conseguimos a primeira no Estado de São Paulo com a ajuda de uma das famílias que apoiamos. De lá para cá, temos crescido muito, em termos da Síndrome de Edwards, que é a que mais conhecemos, mas sempre envolvidos com todas. As realidades são muito parecidas, independente dos diagnósticos".

No caso da doença de Thales, um exame de sangue simples, feito até pelo SUS, serve para identificar a síndrome. De maneira bem simples, trata-se de uma condição parecida com a síndrome de Down. Só que, na síndrome de Down, no cromossomo 21, em vez de vir um cromossomo da mãe e um do pai, vem dois do pai e um da mãe, ou dois da mãe e um do pai. Então, em vez de ter um par no 21, forma-se um trio. Isso significa material genético em excesso. Na síndrome de Edwards, acontece da mesma forma, só que no cromossomo 18 que é um pouco maior. O excedente de material genético também é maior. "E o que acontece? Muda a receita do bolo. Tudo aquilo que você tinha na receitinha do ser humano, que tem os 23 pares de cromossomos, é afetado. É como se você tivesse fazendo um bolo e colocasse uma xícara de farinha de trigo a mais. Vai ser um bolo, mas terá um resultado diferente do que você esperava".

Hoje, a ciência já registra cerca de 150 características diferentes na também conhecida como Trissomia do 18, mas não todas na mesma criança. São problemas cardíacos ou neurológicos. A curva de crescimento é completamente diferente. Algumas têm malformações em outros órgãos também, como os rins. Grande parte nasce com as mãozinhas cerradas, uma das características marcantes. O formato do rosto é próprio. O prognóstico costuma indicar uma vida curta. "O grande questionamento é que a história é muito parecida com a síndrome de Down. Apesar de ser mais grave, há pessoas no Brasil que chegaram aos 15, 20, 30 anos com Edwards, porque descobriu-se que, tal e qual na síndrome de Down, se forem feitas algumas intervenções cirúrgicas, principalmente no coração, que é o que mais leva as nossas crianças, elas podem conseguir viver mais tempo".

O diagnóstico precoce, um das bandeiras do Instituto Vidas Raras, também está na mira da Síndrome do Amor. Em 30 dias é possível descobrir se a criança tem a raridade ou não. "É um exame simples, de custo baixo. Não há nenhum tipo de medicamento, o que é bom, mas é ruim ao mesmo tempo, porque como não há medicamento, não há interesse, por exemplo, de laboratórios farmacêuticos, o que acaba ajudando em pesquisa e tudo mais. Em contrapartida, não é uma doença degenerativa como muitas síndromes raras. Com terapias, estímulos, a criança tem a tendência de melhorar a cada dia".

Marília observa que, nas famílias com Edwards, um dos maiores desafios é convencer os médicos de que as crianças com a síndrome precisam de cuidados, porque elas podem viver. "Mesmo que a vida deles seja curta, ela é importante e merece cuidados. Nem todas morrerão por falta de cuidados, mas o conceito de incompatibilidade com a vida ainda é muito forte na Medicina, o que acaba fazendo com que profissionais de saúde não invistam muito em nossos bebês. É fato que o índice de mortalidade ainda é alto, que muitas nascem bem acometidas e não conseguem sobreviver. Mas, às vezes, é preciso chegar para o médico e dizer: 'olha, o meu filho nasceu e eu preciso que você cuide independentemente do tempo que ele vai ficar'. É bem esse o dilema maior".

A fundadora da Síndrome do Amor acredita que um dos caminhos para avançar na atenção aos pacientes de Edwards é dar visibilidade à síndrome, já que, segundo ela, a maioria dos médicos não conhece essa raridade, embora seja a segunda condição que mais acontece, após a síndrome de Down. O peso da ideia da não possibilidade de vida, certamente influencia o número de óbitos. Tanto que a partir do momento em que começaram a ser adotados procedimentos que ajudam o bebê a respirar, se alimentar e manter os órgãos estáveis nos primeiros meses, vimos o número de crianças vivendo aumentar muito. "Elas morrem, às vezes, até sem entrar numa estatística de que nasceram com Edwards. Nesse sentido, a lei estadual de São Paulo permitiu um avanço muito grande, porque, até chegarmos à aprovação, esse tema passou por dezenas de pessoas. E a partir do momento que você tem uma lei, queira ou não, ela dá mais credibilidade. Você tem uma lei que fala sobre algo, é porque aquilo existe, alguém provou que aquilo existe. Isso acaba sendo propagado muito mais".

Atualmente, há quatro leis estaduais e 20 municipais no Brasil. Quando esse *boom* começou, registrava-se, em média, 50 casos de Edwards por ano. Depois passou para 100 novos casos. De 2018 para cá, isso aumentou três vezes. Agora são 280, 300 novos casos por ano chegando na nossa associação. "A lei também ajuda a fazer parcerias. Em 2020, fechamos um acordo com uma associação americana, a Soft. Conseguimos fazer a tradução de um livro que foi escrito pelo maior especialista em trissomias do mundo, Dr John Carey e pudemos fazer uma distribuição gratuita deste material, o que que foi excelente. O próximo passo é obter recursos para distribuir em secretarias de Saúde de todo o Brasil e até de outros países que falam português".

Marília comenta que ainda há muita coisa a ser feita. "Estamos num passo anterior em relação a muitas outras doenças raras. Precisamos provar que nossos filhos podem viver e que os queremos como são." "Eu falo que, talvez, eu não consiga ver, porque não é uma coisa tão rápida. Apesar de que a internet... Eu tenho a sensação de que o que eu fiz, em 15 anos, demoraria 50 para fazer sem internet ou mais. Mas demanda muito trabalho e muita dedicação mesmo. É uma loucura, coisa de gente doida".

Nos últimos 15 anos, Thales foi uma estrela-guia na vida de Marília, mas ela jamais deixou de ser mãe de Léa e Nathan, seus filhos mais velhos. A moça tem 41 anos e deu duas netas, Sophia de 16 anos e Helena de 13. O rapaz, aos 38 anos, não tem filhos. "Sou avó de 3 gatos. Amo!" "Aos 19 anos, eu já era mãe de dois filhos. Fui casada durante 20 anos com esse mesmo marido, depois a gente se separou amigavelmente. Me casei muito jovem, eu devia umas coisas para vida e ela para mim. Achei que eu precisava conhecer a vida real, porque até então eu tinha sido muito protegida por esse casamento e tudo mais, me sentia frágil, despreparada, mas como só sabia viver em dupla, logo entrei em outro relacionamento, com o pai do Thales".

O casal não pretendia ter filhos. Thales, como diz Marília, "escapuliu", da forma mais improvável da face da Terra. Quando o menino nasceu, Marília já estava com 40 anos. "Começou uma fase muito difícil da minha vida, porque eu entrei naquela estatística de que os pais abandonam...Fiquei sozinha com o Thales. Foi um período muito difícil, enfrentei uma depressão devastadora, mas hoje vejo que tudo tinha um propósito. Eu precisava vivenciar a dificuldade financeira, o problema de saúde, as perdas. Fiquei numa situação deplorável".

A experiência dramática e traumática é a força que move Marília a ajudar outras famílias e, principalmente, outras mulheres. Em especial às que chegam do mesmo modo que ela estava quando teve seu filho raro. "Ainda que a mãe chegue em uma situação assim, se arrastando de tanta dor, eu sei que tem jeito. Eu nunca desisto de ninguém, porque conheço a sensação de estar caindo de um penhasco. Era muito mimada, nunca tinha tido problemas reais. Por isso, eu sei que todas as pessoas têm chance. Não existe essa de achar que não vai dar. Dá sim, mas a pessoa tem que querer"

Na época em que Thales nasceu, Marília trabalhava em uma agência de propaganda que mantinha em sociedade com o pai do garoto. Um negócio pequeno, mas com bons clientes, como empresas prestadoras de serviços e políticos da região em campanha. "Eu estava prontinha para o bebê nascer, botar embaixo do braço e ir para cidade onde teria campanha. Só que ele nasceu com a síndrome e não deu para ir. E, logo depois, o pai foi embora. Eu não tinha o filho que eu esperava, não tinha o marido pelo qual era super apaixonada, tampouco trabalho. Caíram três raios na minha cabeça, ao mesmo tempo. O que que eu fiz? Eu tinha uma amiga que trabalhava junto com a gente, a Luzinha, uma funcionária da agência. E aí eu falei: 'olha eu vou ter que ficar em casa cuidando do bebê. E você vai para rua buscar trabalho'. Eu era redatora. Usava o computador dos meus filhos, que nem um notebook eu busquei no final das contas. Eu fiquei sem nada".

Para sustentar a família, Marília escrevia roteiros e mais o que aparecesse. Hoje, com bom humor, ela diz que começou a trabalhar em home office há quase 20 anos. Foi assim que ela se manteve e manteve Thales. Os pais foram fundamentais. Ela vendeu jóias, vendeu o carro, mas, no fim das contas, deu tudo certo. O amor de mãe não mede barreiras e não tem preço. "Quando eu tive o Thales, eu era mãe de adultos e sabia o quanto uma mãe amava um filho. Eu conhecia o amor de mãe. Apesar de ter me casado muito cedo, eu sempre fui uma mãe que gostou de ficar perto dos filhos, que gostou de amamentar. Eu curtia ser mãe. Só que quando eu tive o Thales, eu descobri que o amor da mãe era muito, muito maior do que a gente, mesmo já sendo mãe, é capaz de imaginar. Aquela criança não vai te chamar de mamãe, ela não vai andar, ela não sabe respirar, ela não sabe comer, ela vai depender de você a vida inteira. E ainda assim você ama, você quer bem, você não quer que vá embora. Você tem uma força assim, uma energia, que não sei nem explicar".

Nos últimos tempos, descobriu uma outra faceta desse "ser mãe". "Minha mãe estava muito doente e faleceu aos 91 anos. Durante esse tempo, eu me deparei com essa situação, de ver que o corpo da minha mãe não estava mais dando conta das demandas que ele tinha neste momento. E eu percebi uma coisa doida: quando você tem problema com seu filho, você vira uma águia, uma leoa, sei lá, algum bicho muito brabo. Só que, com a mãe, você primeiro vem o lado criança. Você fica com medo. E agora, quem vai me dar colo? Dá vontade de entrar embaixo da cama e ficar escondidinha ali. Mas depois vem uma conversa com o lado de dentro. Vai pensando: 'espera aí, agora eu sou que devo ajudar e cuidar. Há uma inversão'. É uma energia diferente da mãe que cuida do filho".

Marília conta que vem de uma família muito amorosa e

que sempre foi uma pessoa muito apaixonada. Tanto que se casou aos 15 anos e se apaixonou "umas 128 mil vezes na vida". "Só que eu descobri que o amor é muito diferente do que eu imaginava, que o amor é muito maior, ele é muito mais amplo do que você ter um par simplesmente. Não que ter um par não seja legal, não seja bom. Deixa a gente feliz ou não, dependendo do par. Mas o amor é muito maior do que o que fomos ensinados a ver. E com essa constatação tudo mudou na minha vida. Até o conceito de dor mudou"

A amiga dos Raros afirma que, quando se vive um amor, na verdade, ele muda a vida das pessoas, porque transborda. Ele é tão amplo que ele não cabe mais dentro de você, ainda que você queira. "Quando o amor é um par, é como se fosse um tubo direcionado a uma determinada pessoa, melhor que seja de mão dupla, mas às vezes nem é. Assim funciona a troca. Só que um amor como esse que vivi com o Thales, é uma outra experiência. É um amor que transborda, ele não cabe dentro de mim, ele precisa ir para outros lugares. Isso muda tudo, completamente tudo, ainda que a pessoa não queira, ainda que ela não acredite, ainda que ela esteja completamente desesperançosa. Tem uma coisa tão forte, tão visceral, tão contagiante, que vai de alguma forma ser tocada por isso. Eu costumava dizer que quando eu falo do Thales, eu sinto o meu amor saindo pelos poros. É muito intenso, porque não é ele especificamente, é o que ele promoveu em mim. Ele me fez enxergar em mim coisas que eu jamais veria de outra forma. Então, o que ficou foi gratidão. Já senti muita coisa, muita dor, muito medo, mas hoje eu sou grata porque ele abriu uma chave daquilo que eu tinha de mais precioso dentro de mim e que eu mesma nem conhecia".

Hoje, Marília dedica cerca de 70% de seu tempo para a Síndrome do Amor, onde é voluntária. Por falar nisso, tirando a secretária, todos são voluntários. Para poder se entregar de corpo e alma à associação, a publicitária aprendeu a desapegar. "Hoje eu vivo com o mínimo. Ainda sou um pouco vaidosa, uso maquiagem todo dia, mas não acumulo nada, não tenho bagagem para carregar. Se alguém precisa de mim, eu estou lá. E abri mão de muitas coisas, mas não me arrependo de forma alguma".

Para pagar as contas, Marília dedica os outros 30% de sua rotina à Escola de Celular, projeto que criou com um sócio, o influenciador digital Rodrigo Colucci, para incluir adultos no mundo da tecnologia. Com a pandemia ela pode exercer ainda mais o desapego. "Como minha mãe já estava doente e minha filha é enfermeira, decidimos, durante a pandemia, que a Léa ficaria com minha mãe e eu com as minhas netas. Tem sido uma experiência muito linda, porque somos quatro gerações de mulheres. Tem meu irmão, tem meu filho, mas há uma sororidade entre nós. Nós nos tornamos pessoas ainda muito mais unidas".

Com uma missão para lá de poderosa, Marília até gostaria que um dos filhos ou netas assumisse seu lugar. Mas ela não quer que a associação se torne uma obrigação para elas e já se prepara para quem sabe, um dia, aposentar-se da Síndrome do Amor. "Há 7 anos, pensando nisso, eu criei grupos de apoio, os GARSA (Grupos de Apoio Regionais da Síndrome do Amor). Todas as famílias que vão chegando entram nesses grupos, que são divididos por regiões do país. E há alguns subgrupos: das mães que estão grávidas, das avós, dos familiares... Minha intenção na criação dos 20 e tantos grupos, que hoje reúne cerca de 800 famílias participando 24 horas por dia, era capacitar outras mães para que possam fazer a mesma coisa que eu comecei há 15 anos. O resultado tem sido maravilhoso".

De olho no legado, Marília não parou por aí. Quando a associação completou 10 anos, criou um outro grupo chamado Escola do Amor. Escolheu cerca de 50 famílias e mostrou tudo o que construiu. "Mostrei tudo que se possa imaginar da questão administrativa. Compartilhei e falei: 'eu preciso que vocês saibam o que está sendo feito". Minha diretoria falou: 'vai entregar tudo que você fez, de graça?' Vou. Eu preciso que continue. E tem outra coisa: eu faço o quê meu coração manda, ele mandou, eu fiz. Se não é ilícito, se não vai ferir ninguém, se não vai prejudicar ninguém... Se o meu coração não mandar, pode ser a maior fortuna, que eu não aceito, não quero, não vai,. Foi assim que fui construindo isso tudo que temos hoje, que é muito pouco. Na verdade, o maior desejo das famílias é a cura. Elas queriam ver os filhos correndo pela casa. Isso não podemos dar. Mas podemos ajudá-las a olhar por vários ângulos, e a ter um olhar mais construtivo, mais grato, mais amoroso. E amparálas para que possam encontrar um significado, às vezes, num momento de muita dor da vida.

Hoje aconselho a todas as pessoas: tenham um "filho". Não precisa ser uma pessoa, mas ser vivo que faça com que você sinta que faz a diferença do mundo, que motive o despertar pela manhã. Que diante de uma dificuldade muito grande você diga: "não posso desistir porque as pessoas contam comigo. Não precisa ser algo grande,mas que dê sentido. O ser humano precisa cuidar e ser cuidado, amar e ser amado".

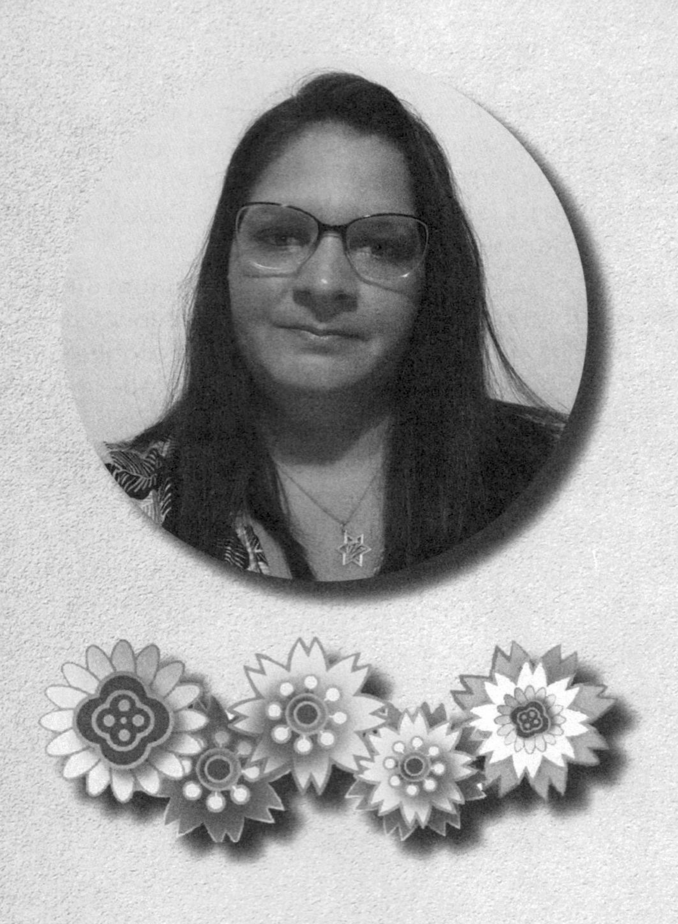

CAPÍTULO 11

UM NOVO OLHAR NA CIÊNCIA

Foi em um gesto banal, e repetido centenas de vezes em quase 30 anos de vida, que o universo dos raros entrou na vida da bióloga Michelle Detoni, natural de Nova Iguaçu, no Rio de Janeiro. Ela queria pegar um ônibus parado em um ponto. Tentou correr. Não saiu do lugar. "A perna não obedeceu. Parecia que eu estava em cima de duas pernas de pau. Nesse momento isso me deu um click. 'O que é que está acontecendo?' Fiquei assustada, nem me lembro se eu consegui pegar o ônibus".

Até então, Michelle nunca havia sentido nada. E, depois desse episódio isolado, retomou sua vida normalmente. Ou quase... Aos 33 anos, depois de já ter estado por 15 anos em um laboratório de pesquisa na Universidade Federal de Juiz de Fora, ela, aos poucos, percebeu que precisou mudar sua rotina para se adaptar a uma condição que não sabia qual era. "Primeiro, foi a dificuldade para ir ao restaurante da faculdade com frequência, porque o campus é muito grande e o refeitório ficava no alto de um morro. Assim, comecei a almoçar só na cantina", lembra a vencedora do Prêmio Mulheres Raras na categoria Pesquisadora Rara, Mulher na Ciência, hoje com 40 anos.

A história de Michelle pode parecer incomum, já que, muitas vezes, indivíduos com doenças raras descobrem sua condição na infância, apresentando sintomas desde muito cedo. Porém, há casos em que os sintomas surgem na fase adulta, de maneira leve inicialmente, sem atrapalhar a vida da pessoa; e, somente quando algo excepcional acontece, vem o estalo. "Engraçado é que eu me lembro que quando tinha uns 15 anos, minha mãe, então com uns 40 e poucos, costumava comentar: 'a perna da mãe está engraçada. Parece que o joelho vai lá atrás, parece que tem alguma coisa que não está boa'. E ela também reclamava da dificuldade para subir em ônibus ou de caminhar grandes distâncias.

Então, na hora em que eu percebi que havia algo limitante no meu corpo, liguei logo para ela".

A resposta surpreendeu Michelle. A mãe contou que um primo da bióloga, também apresentava alguns sintomas e estava fazendo uma série de exames no Hospital Sarah Kubitschek, no Rio de Janeiro, em busca de um diagnóstico. Pouco tempo depois, a mãe foi morar com Michelle e também iniciou o processo de investigação, em um hospital de Juiz de Fora. Em dezembro de 2017, a bióloga recebeu, no Setor de Doenças Musculares da Universidade Federal de São Paulo (UNIFESP) o diagnóstico, semelhante ao da mãe e ao do primo. A essa altura, Michelle ainda tinha esperança de que o problema que os acometia fosse outra coisa. "Eles são especialistas em doenças neuromusculares. E quando cheguei lá, imaginava que o médico olharia para mim e, diria: 'não é nada disso, é outra coisa". Mas o Dr. Paulo Sgobbi virou para mim e disse: 'Michelle, de fato, você tem Paraparesia Espástica Hereditária'. Embora ainda falte o teste genético para um diagnóstico definitivo, esse diagnóstico foi fechado para mim naquele momento", rememora.

Apesar da formação em biologia e de atuar em pesquisa na área de saúde, Michelle admite que, somente após o diagnóstico é que teve ciência do mundo das doenças raras e de sua infinidade. Como sempre repetimos no instituto: falta visibilidade para esse universo. "De fato, só conhecemos este mundo quando somos acometidos. Eu já tinha formação na área da saúde, mas só após ser acometido é que procuramos nos informar. E você acaba encontrando pessoas do mesmo nicho, com o mesmo diagnóstico, tendo as mesmas dificuldades e interesses".

Michelle seguiu um caminho muito comum a pessoas ou familiares com doenças raras: a pesquisa na internet e nas redes sociais. Inicialmente, pelo Facebook, encontrou pessoas com Paraparesia Espástica Hereditária. Conversa vai, conversa vem, descobriu que havia até um grupo de WhatsApp e pessoas que queriam ajudar outras na mesma situação. "Sabe aquela ajuda mútua, com troca de experiências? Pois bem, vi o quão importante ela é no universo raro, e percebi isso quando me engajei em um grupo.

Em dezembro de 2017, conseguimos fundar a Associação de Paraparesia Espástica Hereditária do Brasil (hoje, ASPEC Brasil), para dar suporte às pessoas e a suas famílias".

No ano seguinte, uma amiga mandou o link de um curso para entidades do terceiro setor. O objetivo era entender a parte de papelada, de burocracia, de cartório. Michelle vivenciava isso no dia a dia da associação e resolveu se inscrever. Foi lá que conheceu outra rara premiada, Marília Castelo Branco. "No curso, eu aprendi bastante. Mas o ponto alto foi ouvir a Marília contar um pouquinho da história dela. Nessa época, eu vivia um luto porque, ao mesmo tempo que eu tinha uma formação acadêmica, eu não conseguia exercê-la. Eu estava naquela... 'Será que eu consigo trabalhar?' Eu sentia muita dor e não me sentia capacitada para assumir uma carga horária fixa. De repente, em uma conversa com a Marília, ela citou as crianças com Síndrome de Edwards, que lutavam pelo direito de viver, pelo direito de serem cuidadas. Isso me tocou demais", lembra Michelle.

A bióloga que vinha em um processo de "não consigo correr, não consigo isso, não consigo aquilo", como ela mesma define, parou e pensou na vida daquelas crianças e no que elas traziam de força e resiliência em sua luta cotidiana. Michelle se aproximou de Marília e soube, pela nova amiga, que o geneticista Charles Lourenço, referência em doenças raras no Brasil, havia comentado sobre uma profissão que havia no Canadá. "Charles tinha contado para a Marília que, no Canadá, há pessoas especializadas em traduzir o que os médicos falam, já que, às vezes, eles usam termos muito técnicos. Ela me falou: Isso é bem o que você faz quando tira dúvida das mãezinhas e outras pessoas".

Novidade, no diálogo, era apenas saber que havia uma profissão para ajudar pacientes e suas famílias a entenderem diagnósticos, porque a tradução em si, Michelle já estava cansada de fazer. "Eu gostava muito, porque as pessoas do grupo de Paraparesia Espástica Hereditária já me traziam perguntas. Como se trata de uma doença genética, elas não sabiam o significado daquilo que os médicos haviam falado ou do que tinham lido em determinado exame. E aí eu ajudava, mandava áudios, explicava", conta ela.

Um belo dia, de tanto traduzir o conhecimento médico para leigos, a bióloga resolveu dar uma passo mais arriscado. "Sentei em frente ao computador e pensei: já que tanta gente tem essa dúvida, deixa eu escrever alguma coisa sobre... E aí surgiu essa criação, meio que como um diálogo, de um familiar ou de uma pessoa com doença rara arguindo um outro personagem, que seria a Michele".

Estava plantada aí a semente do projeto Ciência Rara que atua, justamente, para ajudar pessoas com doenças raras ou os seus parentes a entenderem os conceitos científicos por trás da condição médica. Nele, Michelle sequer se preocupa com cronograma de postagens e compartilhar informações nas redes sociais sempre que percebe que aquela é uma dúvida comum. Hoje tem até um canal no YouTube. "Eu consigo, finalmente, usar aquele conhecimento que eu achei que tinha sido jogado fora, por que você mira para uma coisa, estuda e se dedica muito àquilo, mas, de repente, você vê que não é capaz de fazer nada... E a minha vontade era sempre de devolver para a sociedade, porque eu fiz instituição pública a vida toda. Quando eu vi que eu poderia devolver, ajudando as pessoas a entender a ciência, fiquei feliz demais! E ainda ia estar estudando, lendo, fazendo o que gosto, o que para mim, é muito terapêutico".

E como funciona essa troca de experiência? "As pessoas falam assim para mim: Michelle, meu filho tem essa doença, você já ouviu falar? Do nada, eu vou ler um artigo sobre aquela doença. Para mim é muito prazeroso poder ajudar. Tornou-se uma terapia".

Como mediadora de ciência, a bióloga pode colocar em prática as habilidades desenvolvidas em sala de aula. Michelle foi professora na Universidade Federal de Juiz de Fora, por dois anos, inclusive lecionando para turmas de Medicina. "E eu brincava muito com os meninos. Temos que entender o básico. Se alguém precisar de algo além, damos caminhos para buscar. Eu acho que foi muito bacana ter unido a ciência e a oportunidade de ajudar pessoas no Ciência Rara. É algo indescritível. Como aquelas propagandas do cartão de crédito: Isso Não tem preço! Eu consigo fazer o que eu queria, que era trabalhar com ciência, Não da forma que eu imaginava. Eu consegui olhar tudo de uma maneira diferente e sou grata a Deus. Não tenho preocupação com o número de seguidores. Não tenho preocupação em ter página para rentabilizar. Minha única preocupação é o conhecimento fluir e as pessoas se beneficiarem com isso de alguma maneira".

Curiosamente, na primeira live que fez, o convite partiu de uma pessoa que ela não conhecia e que atuava com doenças vasculares. "Eu me perguntei: 'quem é essa pessoa? Como soube da Ciência RARA?' Vi que de fato estavam gostando do que eu tinha me proposto a fazer. Foi muito legal".

Como em muitas doenças raras, a Paraparesia Espástica Hereditária tem "casos e casos". Em Michelle, os sintomas apareceram na vida adulta. O primo, porém, começou por volta dos 12-15 anos. A mãe dela, aos 44. E há registros de crianças com 2, 3 anos de idade. Ou seja: não existe uma regra. É muito variável. "A doença rara pode vir de um casamento consanguíneo, em que há a possibilidade de genes raros se encontrarem e promoverem os sintomas. Mas também pode vir do nada, e um determinado indivíduo ser o primeiro integrante da família afetado".

Na história de Michelle, não foi possível descobrir se havia consanguinidade em alguma geração passada. Porém, a bióloga escutou histórias de que sua bisavó tinha problema de locomoção, sendo possivelmente Paraparesia Espástica Hereditária. "Ela é uma doença que não necessariamente você tendo o gene você obrigatoriamente desenvolve. Minha avó não tinha e minha mãe tem, assim como eu. Meu primo tem e herdou o gene da minha tia, que até hoje não apresentou os sintomas", conta ela.

De fato, trata-se de uma loteria para quem tem o gene e não desenvolve a doença, já que não se pode fazer nada para evitar que os sintomas surjam e progridam. Sequer é possível prever se eles aparecerão ou não. De uma hora para a outra, pode desencadear o processo e a doença se manifestar.

Quando isso acontece, o primeiro mantra da pessoa com Paraparesia Espástica Hereditária é não se fadigar. "Para mim, é como se eu tivesse um cofrinho de passos, que eu preciso saber usar para eu ter alguns até o final do dia. Por exemplo, se eu me sentar às 14h, sei que até às 15h30 eu tenho que me deitar. Se eu me esforçar além disso, acabo ficando com dor", explica Michelle.

A tradutora de linguagem científica acrescenta: não é todo mundo que tem essa doença que sofre com as dores. Há pessoas que conseguem trabalhar e exercer sua atividade laboral normalmente. Outras tem sua vida severamente afetada, ficando incapacitadas para o trabalho.

Hoje, Michelle é capaz de andar quase 500 metros. Parece pouco? Para ela, é uma vitória. "Quando a minha filha tinha uns 2 anos, eu saía aqui na rua e andava tudo, uns dois ou três quilômetros, sem maiores problemas. Agora, que a Giovana está com 6, andar 500 metros é um desafio. Isso porque a doença é progressiva. Com o passar do tempo, você vai sentindo as perdas, as limitações. Ontem, eu caminhava um tanto. Hoje, em distâncias menores, eu já começo a sentir fraqueza nas pernas, fico cansada. Quem tem a Paraparesia Espástica Hereditária vive com uma certa economia devido a fadiga. Vive com cautela, para não se cansar em excesso".

Se não é possível interromper o fluxo do tempo, a bióloga faz tudo ao seu alcance para, pelo menos, torná-lo mais lento e menos desgastante. As sessões de alongamento se tornaram frequentes, já que amenizam as dores e diminuem a progressão da doença. Outra atividade frequente em sua vida é o descanso, que deve ocorrer várias vezes ao dia. Michelle tenta não se privar de nada, embora, faça tudo em um ritmo mais tranqüilo; vez ou outra, precise abrir mão de algum desejo. Como ter outro filho.

"Eu me lembro que, quando minha filha era pequenininha, eu já passava muito aperto. Para ter outro filho, com o pique de uma criança pequena, não dá. Com ela eu falava: 'filha, espera'. E ela corria, porque era pequena demais e não entendia minha limitação. A doença não é letal, mas trouxe mudanças. A vida, para mim, se tornou bem mais lenta, e hoje, já não consigo cuidar de uma criança pequena com a agilidade necessária. Com certeza, eu teria mais filhos se não tivesse a paraparesia".

Que ninguém pense que Michelle arrasta correntes pelos desejos não realizados. Desde que recebeu o diagnóstico, ela vem trabalhando seu emocional para lidar com os pontos negativos e focar os positivos. A experiência pregressa com a não aceitação da doença por sua mãe ajudou muito nesse sentido. "Eu sempre gostei muito de pesquisa, de estudar. Mas é um meio muito concorrido, em que a vaidade é muito grande, a disputa de ego é enorme. Quantos artigos você publicou, isso e aquilo. Há uma pressão muito grande. Mas no meio das doenças raras é diferente. Você conhece pessoas maravilhosas, que lhe oferecem um outro pacote, um outro conteúdo de vida. Então, com certeza, a Michelle de hoje é bem melhor ou tem experiências mais agradáveis do que teria a Michelle cientista"

E tem mais: a trajetória no universo das doenças raras também pavimenta um caminho de amor e transmissão de ensinamento para a pequena Giovanna. "Às vezes, ela diz: 'Mãe, isso aqui comigo só dá errado'. E eu respondo: 'filha, calma. Nem tudo tem só um lado ruim'. Eu mostro para ela que a minha doença me impede de correr com ela. Mas se eu tivesse a perna boa, trabalharia fora e não passaria o dia com ela. É um meio de tentar equilibrar a balança e de se fortalecer. Acredito que é uma experiência bem diferente".

Tão diferente que, na pandemia do coronavírus, a bióloga ensinou a filha a ler e a escrever. Ela admite que, se estivesse trabalhando, ainda que em home office, ficaria bem mais difícil dedicar tanto tempo à Giovanna. Até porque, desde que pisou na Universidade Federal de Juiz de Fora, Michelle seguiu em ritmo de trem-bala, até o sinal vermelho da Paraparesia Espástica Hereditária. Formada em 2006, emendou com mestrado, seguido de concurso para dar aulas e doutorado.

O tema da pesquisa? Uma doença muito comum no Brasil, mas que tem a mesma invisibilidade das síndromes raras. Só que por um motivo diferente: é mais comum em regiões miseráveis. "Eu trabalhava com uma doença chamada leishmaniose. Ela tem muito em regiões pobres, no Nordeste, e também nas áreas periféricas de Belo Horizonte. O laboratório em que eu trabalhava fazia pesquisas de proteínas que poderiam servir como medicamento ou como vacina. Nosso trabalho é bem reconhecido no meio científico, é o que chamam de pesquisa de base. Ainda não é o teste em pessoas. É a pesquisa para conhecer a doença e, depois, aplicar em humanos".

Com o Prêmio Mulheres Raras, Michelle pretende expandir a difusão de conhecimento sobre esse universo. "Não é uma questão pessoal. É sobre poder ajudar mais e mais pessoas". Que ninguém duvide da força de uma cientista rara.

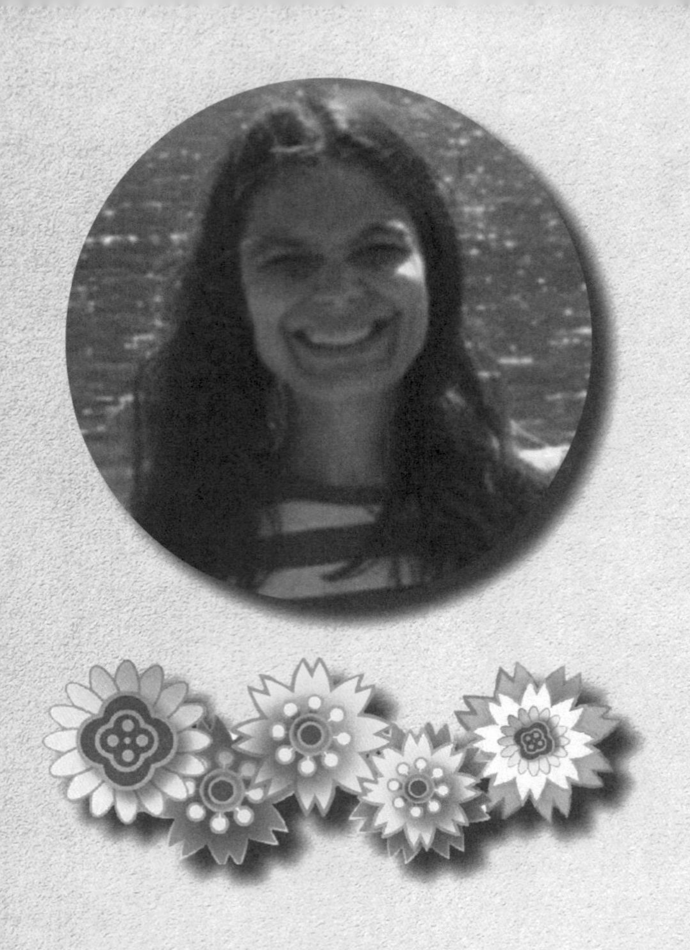

CAPÍTULO 12

NA LUTA PELOS RAROS

A jornalista Patricia Serrão nasceu rara, mas levou 30 anos para descobrir sua raridade. Que tem nome é sobrenome: Síndrome de Ehlers-Danlos (SED), conhecida popularmente como "síndrome do homem elástico". A definição leiga ajuda a entender esse distúrbio hereditário do colágeno, que resulta em hipermobilidade articular, hiperelasticidade da derme e fragilidade generalizada dos tecidos. "Eu sou mais elástica do que uma pessoa normal seria. Meu colágeno é mais flexível e as minhas ligações são mais frouxas. Como consequência disso tenho torções com mais facilidade, entre outras coisas. Eu tenho diagnósticos de hipermobilidade de bebê. Quando criança andava com o meu joelho era voltado para dentro", conta a vencedora da categoria Jornalista Rara.

Patrícia cresceu sabendo da hipermobilidade. Tanto que, desde os seis meses de idade, faz natação - só parou por causa da pandemia. Na infância, tinha as chamadas "dores de crescimento". Após o diagnóstico, entendeu que não eram dores do crescimento e sim consequência da SED. Até que, na vida adulta ela quis engravidar e pesquisando sobre quais exames deveria fazer antes de engravidar descobriu que era recomendado que mulheres hipermóveis consultassem um geneticista. "Fui em um especialista e ele conversou mais de uma hora comigo. Perguntou da minha família, da minha história. No fim do papo passou alguns exames e me diagnosticou com a Síndrome de Ehlers-Danlos".

Seguindo uma prática comum a pessoas com doenças raras, Patrícia partiu para a internet. O ofício de jornalista, porém, garantia as ferramentas para separar o joio do trigo e buscar informação em instituições científicas. "Pesquisando, foi como se desse um estalo. Um monte de sintomas que tive ao longo da minha vida e não faziam sentido, de repente, passou a fazer. Tem gente que fica apavorada em receber o diagnóstico de que tem uma síndrome incurável rara e que não tem o que fazer. No meu caso não tive esse pânico. Eu entendi que a síndrome faz parte de quem eu sou, que eu nasci com isso e esteve presente em toda minha vida. A diferença é que a partir do diagnóstico eu pude passar a nomear o que eu tinha. Nesse sentido foi positivo."

Ao saber que era uma "sediana", Patrícia passou a se cuidar mais e estabeleceu o que podia e o que não deveria fazer mais em suas atitudes diárias. "Eu entendi os riscos e soube o que fazer. A partir dali, podia tomar decisões mais bem informada, já que tinha consciência de com o que eu estava lidando. Isso é muito importante ", afirma a jornalista.

A SED tem uma característica própria: é uma síndrome invisível. Você não vê que a pessoa tem uma deficiência, exceto se olhar o colágeno no microscópio. Isso tem consequências, para o bem e para o mal. "Eu não sou discriminada porque não tenho nada aparente, mas se entro em uma fila preferencial, logo perguntam: 'por que você está aqui?' Tem essas coisas."

Na avaliação de Patrícia, muitas das situações por que os raros passam estão ligadas a duas questões: desconhecimento e invisibilidade. Por isso, ela se dedica a estudar a SED e a compartilhar informações com outras pessoas com a síndrome. "Eu descobri uma série de coisas sobre a síndrome, que eu não conhecia. O colágeno está no nosso corpo inteiro, na pele, nos músculos. Pessoas que têm a Síndrome de Ehlers- Danlos são mais suscetíveis a um AVC ou a trombose. E eu tive um AVC, aos 24 anos, que ninguém sabia a causa, mas era porque estava tomando anticoncepcional e não poderia. Se eu tivesse o diagnóstico antes, isso provavelmente não teria acontecido".

Outro ponto importante: pessoas com SED tendem a ter muitas torções. No caso de Patrícia ocorrem pelo menos uma ou duas por ano. "Você fala qualquer parte do meu corpo e já tive torção. Eu já torci o peito do pé. O médico me perguntou como é que eu consegui isso. Torci o meu punho dormindo. Também já desloquei a tíbia... Para um sediano, coisas assim são comuns".

Apesar do diagnóstico, Patrícia não desistiu de ser mãe.

No primeiro momento, recebeu a informação de que a chance de os filhos terem SED era de 50%. Conforme foi se aprofundando na pesquisa sobre a síndrome descobriu que, em tese, a possibilidade de transmitir varia de 50% a 80%. Precisa-se ainda considerar que Ehlers-Danlos afeta em graus diferentes as pessoas da mesma família. "Não quer dizer que os filhos terão o mesmo sintoma ou da mesma forma que eu. Sequer pode-se dizer que eles serão afetados. E trata-se de uma síndrome que afeta mais as mulheres do que os homens. Tenho dois meninos, a chance de serem tão afetados quanto eu é pouca. Acredito que tenham hipermobilidade, mas não necessariamente fechem os critérios para SED ".

Acontece que, desde 2017, os critérios para fechar o diagnóstico de SED se tornaram bem mais específicos. Há outras condições, além da hipermobilidade. Até estar com os filhos nos braços, a jornalista precisou estudar "muito, muito, muito, muito". Foi atrás de artigos científicos sobre a SED e sobre a síndrome na gravidez. Queria saber de cor quais eram as recomendações para a gestação. Assim, descobriu que a SED tem 14 subtipos, o que ela tem é o hipermóvel, a SEDh é o subtipo que afeta a maioria dos sedianos. "Minha bisavó conseguia fechar o sutiã nas costas, e morreu com 97 anos. SED é uma doença genética, passa de geração em geração. A questão é que não afeta a todos da mesma forma. Na minha família acredito que minha bisa era hipermóvel, minha avó possui muitos sintomas também e já teve avc entre outras coisas. Minha mãe não vejo critérios de SED, mas é mais hipermóvel. A questão é que mesmo não tendo os sintomas você possui o gene e passa adiante. ".

O diagnóstico da SEDh é clínico, o que torna a tarefa muito mais difícil, porque os outros tipos de Ehlers-Danlos têm genes já identificados e podem ser descobertos através de um exame genético. Em função do desconhecimento médico e da dificuldade de diagnóstico existem alguns pesquisadores que defendem que a SED não seja rara e sim subdiagnosticada. "Tem muita gente que não é diagnosticada. Ou é diagnosticada erroneamente, como eu, que era tratada apenas pela hipermobilidade".

Especificamente sobre gestação, os poucos artigos

que encontrou estavam em publicações estrangeiras. A recomendação para SEDh é parto normal. Patrícia, porém, tinha consciência de que, no Brasil, há um excesso de cesarianas, muitos casos de violência obstétrica e um manto de invisibilidade pairando sobre as doenças raras. "Passei por seis obstetras, antes de desistir do plano de saúde e resolver que ia pagar uma obstetra particular. Uma que fosse humanizada e topasse entender e estudar junto comigo. E realmente a minha médica estudou junto comigo. Eu imprimia os artigos para ela sobre a SED. Destacava com o marca-texto as dúvidas do que eu achava mais importante para ela ler. Levava para ela, discutia nas consultas. E apesar de, em geral, a Síndrome de Ehlers-Danlos não me afetar muito no dia a dia, porque já estou acostumada. Ficar grávida para mim foi uma experiência muito ruim".

Quando encontrou a médica que topou o desafio do parto normal, Patricia fez um plano de parto, com toda a bibliografia sobre a SED e sobre a síndrome em relação à gravidez. Queria que os médicos acreditassem nela, caso a equipe não chegasse a tempo. "Meu plano de parto tinha bibliografia, em padrão ABNT, com as questões todas. E também uma página bem grande em destaque sobre a SED".

Com tantos cuidados, Eduardo veio ao mundo em um parto super rápido. A bolsa estourou às 23h. Patricia correu para o hospital e soube que estava com zero de dilatação e com o colo do útero fechado. Ás 3h da manhã informaram que ela poderia ir para casa e esperar, mal sabia que em menos de 5h depois estaria com o bebê nos braços. "Eu estava dormindo, sentia a contração, acordava e depois voltava a dormir. E chegou uma hora que eu pensei: 'estou acordando muito". Fui medir os intervalos e estava com contrações a cada três minutos. Três minutos, que já é fase ativa do parto. Acordei o meu marido e avisei: 'temos que ir rapidamente para o hospital. Quando chegamos lá eu já estava com oito centímetros de dilatação. Em 50 minutos, meu filho nasceu".

O parto foi rápido e tranquilo porém Patrícia perdeu muito sangue e precisou ficar três dias no hospital se recuperando. Também voltou com o alerta que uma futura gestação também deveria atendimento hospitalar. "Aí veio o Léo, outra gestação de risco. Eu tive sangramento logo no início da gestação. Foi bem complicado, eu ainda estava amamentando o Eduardo e tinha contrações quando amamentava. Precisei ficar de repouso em casa a gravidez inteira".

Nas duas gestações, Patrícia enjoou muito e tinha crises de disautonomia. Qualquer coisa, desmaiava. "Fui fazer as unhas, botei o pé na água quente e desmaiei. Aí ligaram para o meu marido. 'Não, ela já está boa, mas desmaiou'. Aí, vamos continuar. Botei o pé na água quente e desmaiei de novo. Aí ligaram desesperados pra ele e pediram: 'vem prá cá'. Não podia sair na rua sozinha. Foi muito difícil".

Neste momento, Patrícia entendeu duas coisas. Uma era que precisava saber de profissionais que conhecessem a síndrome, soubessem como tratar, para não ficar migrando de local para local. Com outras sedianas que conhecia, criou o grupo SED-Rio de Janeiro, com lista de médicos e profissionais. O segundo fato estava diretamente relacionado à maternidade. "Depois disso, eu vi com essa experiência, da gestação, da gravidez, de tudo, que é diferente de você ser mãe. Uma coisa é ser um grupo de sedianos; outra é grupo de mães; e outra é mães que têm síndrome. Porque você passa por situações que nenhuma outra consegue entender. Um dos sintomas da SED, é fadiga. Tem fadiga extrema e você é responsável por cuidar de uma criança. Você tem que amamentar e tem dor muscular e é responsável por pegar um bebê no colo. Como é que você faz para explicar a outras mães que não passam por isso a entender o que você passa? E como é que você explica a outros sedianos que não tem filho a necessidade de ter uma rede de apoio? Como é que você cria essa rede de apoio?".

Patrícia não deixou a pergunta sem resposta: criou o grupo Mães Sedianas, para que outras mulheres com a mesma condição possam desabafar e tirar dúvidas. Ou até pedir um socorro em determinadas situações. "Com o tempo, acabamos permitindo que mães com a síndrome entrassem no grupo. Mas explicamos que nosso foco são as mulheres, não os filhos. Isso precisou ficar claro no grupo, porque mães que tinham filhos com a síndrome não conseguiam entender e entravam e diziam: "acabei de ter o meu diagnóstico. Meu filho tem essa síndrome e como é que meu filho vai viver com essa síndrome? Como é que vai ser crescer com essa síndrome, vai acabar com a vida dele?".

Nessas horas, Patrícia acalma a mãe e explica que como as outras mães com SED do grupo sua vida não acabou com o diagnóstico, pelo contrário possibilitou que dali pra frente tivesse uma vida com mais qualidade. "Eu tenho isso, eu estou vivendo com isso. Como é que isso vai acabar com a vida dele? A minha vida não acabou. Eu trabalho, sou casada, tenho filhos, estudo. Nasci com a SED e vou morrer com ela. Ter um diagnóstico cedo é muito melhor".

Apesar dos contratempos, a jornalista aprendeu a aceitar que as pessoas passam por um período de luto, de negação, ao receber o diagnóstico e que também precisam de acolhida. "O grupo de mães sedianas cresceu tanto que temos mais de 100 mulheres do Brasil todo. Eu até disponibilizei meu plano de parto, os artigos que estudei na gestação. Trocamos muita informação".

Foi assim, por exemplo, nas questões relativas ao coronavírus. Com a mobilização dos sedianos, a síndrome foi incluída entre as doenças raras e os pacientes puderam se vacinar antes. "Ficamos muito felizes com essa conquista, que permitiu aos sedianos tomarem a vacina como grupo prioritário".

Uma vitória que recompensa a dedicação de Patrícia à causa. Só que levantar essa bandeira não é fácil, já que ela tem dois filhos pequenos, um emprego e faz mestrado. Tudo ao mesmo tempo agora. A jornalista trabalha na Empresa Brasileira de Comunicação (EBC) e conseguiu ficar em home office por pertencer a um grupo de risco. Não sem antes enfrentar mais uma batalha. "O meu caso não estava previsto na norma padrão da empresa dos grupos de risco, que não incluía as doenças raras. Logo no início da pandemia, a Federação Brasileira das Associações de Doenças Raras (Febrararas) fez um documento com orientação para os cuidadores. Explicava as doenças raras e que eram grupo de risco, incluindo aí doenças de tecido conjuntivo, como a SED".

De maneira simples, a SED implica em alteração do colágeno, o que a torna uma doença relacionada a tecido conjuntivo em função disso. Patrícia enviou a solicitação para o home office ao serviço médico da EBC, que exigiu uma análise especial e autorização de chefia. "Acabei me deparando com outras pessoas raras que enfrentaram a mesma situação. Como uma funcionária, com esclerose múltipla, ou seja, imunossuprimida, que foi obrigada a voltar a trabalhar logo após a segunda dose. Isso é um absurdo, porque ela poderia trabalhar de casa e a colocaram na mesma caixinha de pessoas que não têm doenças".

Como a união faz a força, Patrícia se com outros raros e pessoas com deficiência prejudicadas pelas normas da empresa que não pensavam nos funcionários com necessidades diferentes. O resultado? Um grupo de raros e PCDs na EBC, para a gente discutir as demandas relacionadas ao ambiente de trabalho. "Notamos que não tínhamos direito a voz. Nós não existíamos para a empresa. Os PCDs ainda tinham alguma voz, porque o Ministério Público obriga as empresas a cumprirem cotas . A EBC, inclusive, está sendo processada pelo MP justamente por causa disso. Nós falamos: "temos uma demanda, nós existimos. Nós precisamos ser ouvidos". Não queríamos mais ser ignorados".

A jornalista observa que quem é "a exceção da exceção", tem que fazer pedido especial, pedir a bênção para Deus e para o Papa para poder ter direito a alguma coisa. Mas quando as exceções começam a se unir, os resultados aparecem.

Na EBC, Patrícia ocupa o cargo de editora dos sites das rádios. Já o mestrado, online por conta da pandemia, é na Universidade Federal Rural do Rio de Janeiro. Contrariando o óbvio, ela não vai falar sobre doenças raras. "A SED já faz parte de muitos campos da minha vida. No mestrado 'descanso' um pouco da síndrome. Estudo algo que me interessa que é antropologia da alimentação. Estou estudando como se formam os hábitos de consumo alimentar e como mudam de uma geração para outra. Quais são os critérios com que se decide isso, como a sua mãe escolheu para você e como você escolheu para o seu filho".

Patrícia mudou a chave dos estudos, mas não deixa de pensar em maneiras de levar seu conhecimento sobre a síndrome para todos. E não tem dúvidas de que o Prêmio pode ser uma excelente oportunidade. "Eu espero que ele abra espaço para histórias de raros. Não só para mim, mas você ter um prêmio jornalístico numa área de doenças raras, as pessoas passam a se interessar. Jornalistas gostam desses assuntos, de fazer matérias sobre eles. Então, eu acho que, num âmbito maior, é mais fácil conseguir visibilidade com esse prêmio".

Paralelamente, a jornalista espera que, no mundo corporativo, o prêmio também tenha um efeito positivo: "A homenagem pode nos ajudar a conseguir mais espaço na EBC. E conseguir valorização profissional. E mostrar que nós raros conseguimos trabalhar. Que nós somos capazes, que conseguimos trabalhar. Conhecendo as nossas limitações e as nossas capacidades, nós podemos produzir muito bem e produzir com qualidade. Então eu acho que esse prêmio faz diferença aí". Ela destaca que a época em que se sentiu mais produtiva foi quando tinha uma mulher com esclerose múltipla como chefe. "Eu trabalhava em mídias sociais, e ela virou para mim e perguntou: 'Até onde você consegue ir? Qual a sua limitação?'. Partimos daí e foi maravilhoso".

Eis aí o desafio que Patrícia se impõe diariamente: enfrentar as limitações acarretadas pela SED. E, principalmente, encontrar formas de driblá-las. "Minha doença é limitante. Eu não posso passar o dia inteiro em pé na rua. Então vai dizer que eu não posso ser jornalista porque não posso ficar o dia inteiro em pé na rua? Posso produzir matérias muito boas indo eventualmente para a rua. Eu cobri a Bienal do Livro e fiquei muito bem. Ia para sala de imprensa, sentava, descansava e voltava. Eu ia para as palestras e fiz uma cobertura da qual eu me orgulho muito".

Assim, a jornalista vai acumulando histórias que, quem sabe, um dia estarão em um livro. Ou ela vai contar, com orgulho, para Dudu e Leo. Como a cobertura das paralimpíadas do Rio, em 2016. "Foi muito legal. Tinha uma perspectiva, um outro ângulo, eu era capaz de falar, e de ter empatia. Eu podia me colocar no lugar do outro e conversar.

Talvez um repórter que não tivesse nada, não conseguisse fazer. Eu acho que esse prêmio pode abrir espaço e mostrar que pessoas com doenças raras são capazes também. Precisamos de uma sociedade que aceite que nós fazemos parte dela. Que nós estamos aqui, que nós existimos. Eu posso ter uma doença rara, mas eu não sou invisível. Eu ocupo um espaço na sociedade e preciso dessa sociedade, que ela me aceite. Somos diferentes e isso é maravilhoso. Mas precisamos ter espaço e voz". Que não faltem leitores e ouvintes.

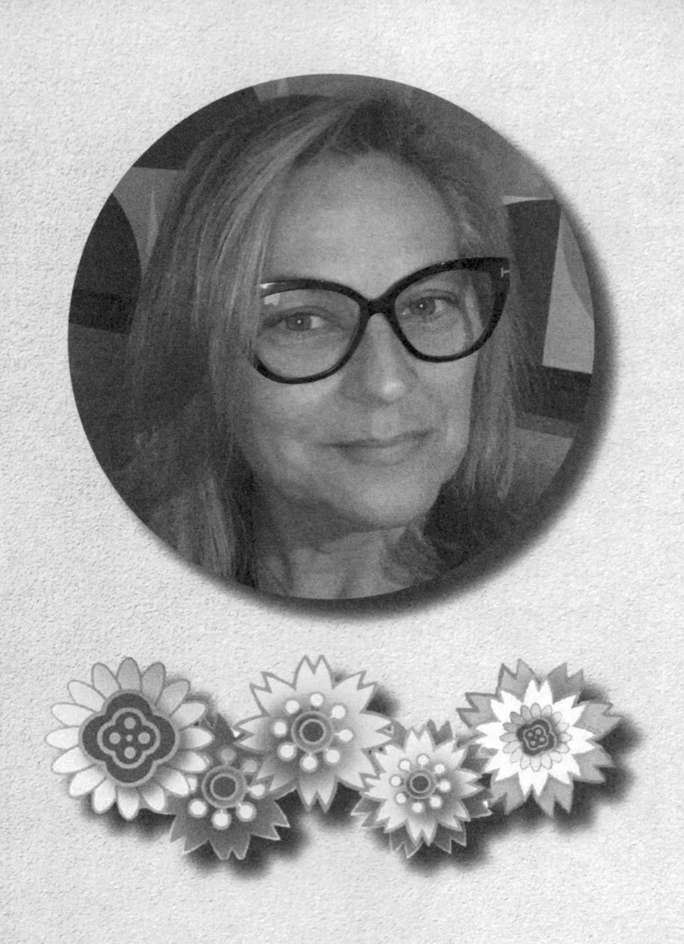

CAPÍTULO 13

NOS OLHOS DOS PACIENTES

O universo dos raros entrou na vida da médica Raquel Tavares Boy da Silva na virada dos anos 1980 para os anos 1990. Na residência de pediatria, ela, vez ou outra, encontrava crianças ditas diferentes. As peculiaridades de cada caso aguçaram a curiosidade da recém doutora e ela logo tomou uma decisão. "Eu já tinha uma certa sensibilidade para essa diversidade. E, a partir daí, optei por fazer a residência em genética médica. Minha formação foi toda na Fiocruz, no Rio de Janeiro, e, ali, comecei a ser introduzida no universo dos raros".

Da residência, Raquel partiu para o trabalho no Hospital Universitário Pedro Ernesto, a casa dos estudantes de medicina da UERJ, onde ela se formou. Coube ao chefe do departamento de pediatria, professor Rui Rocha, abrir as portas para que o geneticista Juan Llerena, orientador da jovem doutora, iniciasse um atendimento a pacientes com condições genéticas. Lembra com carinho e reverência dos doutores José Carlos Cabral de Almeida e do João Barbosa, não só pelo brilhantismo, mas pela essência do respeito e do estudo incansável. "Sabemos que os raros têm um percentual de condições genéticas bem considerável, de cerca de 80%. E a partir daí eu comecei, aí sim, a me aprofundar, conhecendo patologias diferentes". Dei pareceres em diversos hospitais do Rio de Janeiro da zona sul, zona norte até Bangu e Campo Grande, na zona Oeste, um verdadeiro aprendizado.

Além da ciência, a médica, vencedora do Prêmio Mulheres Raras na categoria Profissional de Saúde, se deparou com as lutas das famílias, que, de repente, se viam com um diagnóstico de uma doença incomum. "Vi muitas famílias inseguras com os próprios especialistas, do pediatra, do cirurgião,de todo mundo...Elas chegavam e perguntavam : 'O que é isso?' 'O que essa criança tem?'. Comecei com a pediatria, mas hoje vejo pacientes de todas as idades e de todas as especialidades. De dermatologia, da endocrinologia, da neurocirurgia, da cirurgia torácica, tudo que é dito diferente, sindrômico, ou em que há a possibilidade de ter um traço genético, familiar, os profissionais do HUPE me chamam para ver, e é um constante aprendizado".

Em 25 anos de prática no Pedro Ernesto, Raquel observou o crescimento exponencial da genética médica. Assim, foram aparecendo as sub-especialidades: oncogenética, neurogenética, dermato genética e por aí vai, que o geneticista clínico na verdade vê como um todo. A doutora chama a atenção para a questão do aconselhamento genético, um processo dos mais nevrálgicos, em que somente o médico geneticista está habilitado para oferecer como um procedimento completo. "Somos muito poucos médicos geneticistas para atender a tantas demandas", diz Raquel, que considera fundamental o treinamento adequado de profissionais de outras áreas para a expansão desse ato de forma responsável.

Paralelamente, a geneticista atende em consultório. "Muitas vezes, alguns desses pacientes precisam ir para o SUS, porque para algumas condições, já há serviços mais bem estruturados. A Política Nacional de Atenção Integral às Pessoas com Doenças Raras é de 2014, mas está engatinhando ainda. A rede de apoio, às escolas, a própria prefeitura, a gente percebe que essa coisa inclusiva está melhor na rede pública. Eu fico naquela luta do público e do privado".

Raquel destaca que, no setor privado, o paciente tem mais acesso a exames e diagnósticos. Na rede pública, conta com uma rede de apoio para questões de assistência multidisciplinar, que inclui as terapias estimulatórias, a educação especializada e a mediação escolar. "É preciso olhar o paciente como um todo. Para muitas condições não há medicamentos ou terapia específica, precisam de pedagogos ou de profissionais especializados, para a fisioterapia, a fonoaudiologia. Há toda uma interface de estimulação e inclusão que, na rede pública, eu ainda vejo que está melhor. Tanto que muitos pacientes mantêm o pé no privado sem sair da rede pública, por conta de acesso a tratamentos que a rede pública consegue oferecer".

A médica observa ainda que há outro elemento importante nessa equação: o chamado terceiro setor. "O papel das associações, das ONGs, dos grupos de apoio, dos institutos é fundamental. A Regina (Próspero) começou isso muito bem, muito tempo atrás. Começou com uma história pessoal e batalhando pelo medicamento. E ela certamente viu e viu muitas outras mães. As necessidades são muito maiores do que eventualmente um medicamento. Muitos raros nem têm tratamento específico. Há progressos nessa área, mas ainda muito longe de atender a todas as necessidades. São pacientes que precisam de toda uma inserção no seu cotidiano, dando uma vida na sociedade mais digna. O médico é um pedacinho dessa história".

Em um quarto de século de história no Pedro Ernesto, Raquel acredita ter atendido cerca de cinco mil pacientes. No consultório, ela sequer consegue calcular. A experiência lhe dá uma certeza: ouvir o paciente, fazer uma boa anamnese e exame físicos ainda são fundamentais para avaliar diversas condições. E a difusão maior do conhecimento, a educação continuada, as mídias sociais, tudo isso tem contribuído para alertar, para fazer pensar, sobre determinada condição ou em um rol de diagnósticos diferenciais em que se incluem diversas patologias. "A prevalência das doenças raras é mais ou menos constante. A diferença é que temos conhecimento maior agora. Muitas condições ditas raras eram sub-diagnosticadas. E agora estão sendo mais diagnosticadas, ou, no mínimo, está sendo aventada a possibilidade de ser uma doença rara".

A médica explica que, quem trabalha com doenças raras, quando encontra um caso, não esquece nunca mais. "Por que é tão peculiar, chama tanta atenção, é tão diferente. Você entra no universo dessas famílias, na odisséia que eles passam. Com o advento das tecnologias moleculares, com as redes de apoio de diagnóstico, tudo isso tem facilitado o diagnóstico na universidade. No Pedro Ernesto, antes, eu falava alguma coisa. E a reação era: 'o que é isso?' Agora, eles começam a me procurar e perguntam: 'doutora, será que não é isso?' De fato, eu diria que a internet também ajudou".

Sem falar que hoje, em questão de horas, você tem contato com uma pessoa que estudou uma doença rara, de 30, 50 casos. Ou até menos. "Dependendo da prevalência daquela doença, dez casos, é muita coisa. Isso traz um desafio muito grande para o gerenciamento da informação. Vivam os projetos. Vivam as pesquisas. Até o Ministério da Saúde está abrindo editais".

Raquel participa de alguns editais, em cooperação com redes de pesquisa. E não se furta a citar iniciativas, como a da Rede Raras, que está fazendo um estudo para descobrir onde estão esses pacientes. O que eles têm, quanto custam para o sistema de saúde. "Há vários outros projetos. A rede de câncer hereditário. As redes de diagnósticos de pesquisas de erros inatos, do Hospital de Clínicas de Porto Alegre, uma instituição de referência da Organização Mundial de Saúde. É um exemplo de sucesso institucional muito grande, capitaneado pelo professor Roberto Giugliani. E outras universidades por aí, especialmente em São Paulo. É importante manter acesa a chama nos hospitais universitários".

É essa chama que ilumina Raquel nos momentos difíceis. Quando precisa, por exemplo, dar o diagnóstico de uma doença incurável. Ou quando atende uma criança em situação muito grave. "Quando você não tem muito o que oferecer, quando são doenças degenerativas que você não tem nenhum tratamento, é muito difícil. Você precisa ser forte para dar suporte psicológico aos pais e buscar a melhor estrutura possível para os pacientes. Precisa Criar um canal de empatia".

Um desses momentos difíceis acontece quando a médica se depara com uma doença que estava em uma determinada família há décadas e jamais fora diagnosticada antes. É o caso, por exemplo, dos pacientes com X frágil. Trata-se de uma condição genética e hereditária, que causa deficiência intelectual de leve a grave e distúrbios de comportamento. A prevalência é de um em cada dois mil meninos e de uma em cada quatro mil meninas. "Trabalho há 30 anos com essa condição. Temos muitas famílias diagnosticadas. Mas o mais triste: está lá em família há décadas e muitas não tinham o diagnóstico. Vão se reproduzindo e a coisa continua acontecendo. Você pega mães com três filhos, que, por falta de conhecimento, têm essa condição, que é a causa mais frequente de deficiência intelectual hereditária. Aí faltou o diagnóstico precoce e a provisão do aconselhamento genético. Em contrapartida, no meio desse oceano de sofrimento e de dor, é muito bacana, quando você exclui, por exemplo, num paciente, uma síndrome com predisposição para câncer muito grave, a exemplo da Síndrome de Von Hippel Lindau que vem ocorrendo naquela família. São momentos em que choramos junto com o paciente".

No Vidas Raras, é comum conhecermos pacientes que levaram anos para chegar a um diagnóstico, após uma peregrinação por médicos, hospitais e exames. Neste universo de incertezas, Raquel funciona como um porto seguro. Única geneticista clínica do Pedro Ernesto, por ela passam todos os tipos de raros. "Sou chamada para ver quase tudo. Peguei família com Doença de Fabry, que a mãe, diagnosticada com quadro de insuficiência renal grave, precisava de transplante. E você vê o histórico das crianças: todas com a mesma condição. É gratificante poder propiciar um atendimento, um tratamento adequado. Estamos trabalhando com crianças com atrofia muscular espinhal, oferecendo tratamento precoce. Vendo a diferença que faz na vida deles, dessas famílias. É óbvio que isso é o resultado de uma equipe".

Mesmo sem ser um centro de referência, o Pedro Ernesto acolheu cinco pacientes com osteogênese imperfeita, popularmente conhecida como síndrome dos ossos de vidro. O hospital já conta, inclusive, com um ambulatório só de doenças ósseas. Há também o ambulatório de endocrinopediatria, onde atua com interconsultas. "É muito bom pegar uma criança com baixa estatura, com diagnóstico de síndrome de Turner ou de síndrome de Noonan, e poder fazer uso de GH (hormônio do crescimento). Ou observar aquele bebê hipotônico com síndrome de Prader Willi, fazer o diagnóstico nos primeiros meses de vida, e ver a mudança radical no curso natural daquela doença. Intervir de maneira precoce é muito bacana, mesmo naqueles casos em que você não tem muito o que fazer do ponto de vista curativo".

A síndrome de Turner é causada por um cromossomo sexual ausente ou incompleto. Os sintomas incluem baixa estatura, puberdade tardia, infertilidade, malformações cardíacas e certas dificuldades de aprendizagem. Quando a ciência ainda não apresenta um medicamento ou terapia, Raquel sabe que, mais do que nunca, precisa se valer do acolhimento. É estender a mão para que pacientes e famílias sintam que não estão sós, que não foram abandonados. E ao mesmo tempo perguntar: "'vocês pensam em ter mais filhos?" Independentemente de a resposta ser positiva ou negativa, ela se dispõe a conversar a respeito, tendo em vista o risco de acontecer de novo. "É importante situar o paciente. Vejo pacientes, em geral mães, que se sentem muito culpadas. E eu digo que não é por aí. Encaminho para o psicólogo, para abordar este tipo de subjetividade, que perpassa pessoas com doenças genéticas. Muitas vezes chegam muito tarde ao hospital. De modo geral, as famílias não têm uma educação em saúde".

Eis aí um ponto em que, na avaliação da médica, o Prêmio Mulheres Raras faz diferença. Não apenas como um reconhecimento para a dedicação profissional, mas como uma nova trilha de divulgação de conhecimento. "Educação é fundamental. Precisamos divulgar, alertar a população, para termos uma atitude mais ativa, no curso dessas condições".

E como fazer isso? Uma boa saída é ouvir o que tem a dizer essa médica rara. "Eu sempre tive muito paciente ambulatorial. Eu sempre gostei de conversar. Eu gosto de escutar o paciente. A história, eu pergunto, pego um detalhe, pego outro. Olho muito para aquele paciente, para aquele bebê. Na hora do exame clínico, tiro toda a roupa. Acredite: já recebi elogio de mãe por isso?! Lógico... Preciso ver a pele, a unha, ver o pelo se é diferente. Tem que examinar tudo. às vezes o paciente fica sem jeito, seja adolescente, seja adulto, eu falo: 'Eu vou olhar muito para você. Preciso olhar muito para você. Vou te paquerar', brinco com os pacientes". Que muitos mais pacientes tenham a sorte de serem "paquerados" pela doutora.

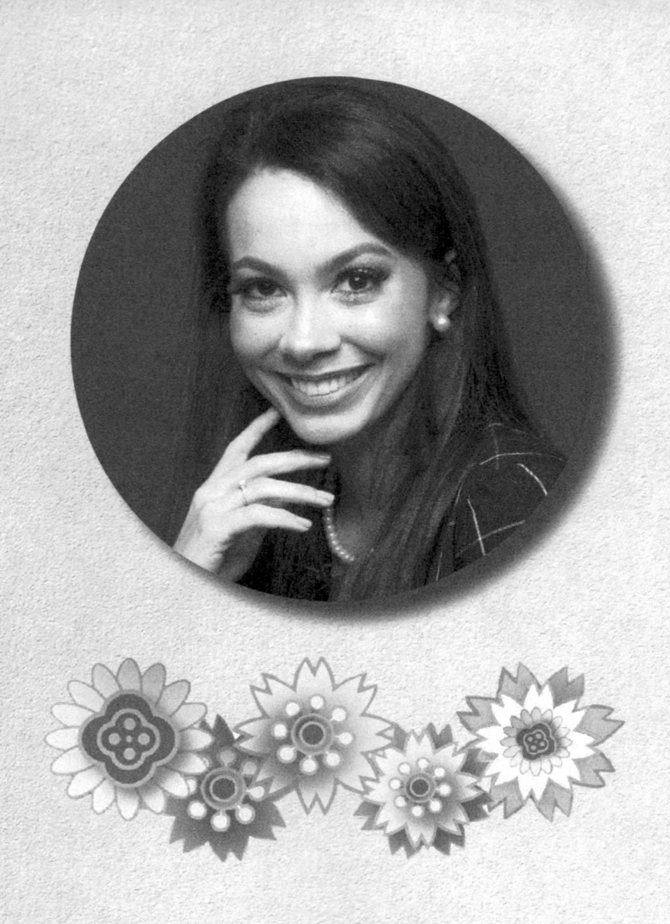

CAPÍTULO 14

A DETETIVE DA GENÉTICA

Sabe aquela fase da vida em que o jovem começa a pensar em que carreira seguir? Pois bem, ainda no Ensino Fundamental 2, a então estudante Rayana Maia começou a flertar com a medicina. Com um crush bem definido: genética. A paixão de adolescência foi levada tão a sério que, hoje, a doutora Rayana Maia, médica geneticista, é referência no universo das doenças raras. Sua dedicação a levou a conquistar o coração dos eleitores, que a escolheram como uma das profissionais de saúde reconhecidas no Prêmio Mulheres Raras. "Desde o colégio eu tive interesse em genética, quando ainda estava na então 6ª série. Eu sabia que queria trabalhar com genética. Eu digo que a genética entrou na minha vida antes mesmo da medicina. No início, eu nem pensava em ser médica, queria ser cientista. Eu pensava em trabalhar com genética, em saber como as pessoas herdam as coisas. E depois veio a curiosidade sobre doenças raras".

O encanto pela genética, porém, esbarrava em um obstáculo. "Eu amava genética, mas não queria fazer biologia porque não me interessava estudar bichos e plantas. Gostava mesmo era de ", lembra ela.

No terceiro ano do Ensino Médio, perto de fazer vestibular, lá foi ela tentar... Direito. E mais: arquitetura. Cadê a medicina? "Eu tinha 16 anos, quando passei para Arquitetura, que era em outra cidade. Mas também para Direito e para Medicina. Só que o curso de Medicina estava atrasado por causa das greves. Fui fazer Direito, para ver se gostava. Na primeira semana de aula, eu já sabia que não era meu lugar. É engraçado, quando entrei em Medicina, na primeira semana, eu já tinha certeza que era aquilo que eu queria para o resto da minha vida. Genética era no primeiro período. Foi providencial ter essa experiência logo de cara".

Dá para perceber que, desde novinha, Rayana era

boa aluna. Afinal de contas, passar para três cursos tão diferentes, não é para qualquer uma. Resolvida a carreira a ser seguida – como se houvesse alguma dúvida a essa altura do campeonato – restava decidir como a genética entraria nessa história: "na época, a minha professora era pediatra endocrinologista e tinha feito doutorado em genética. Eu me encantei por genética, mas não sabia que tinha uma especialidade médica como geneticista. Eu achava que o caminho era esse, fazer pediatria ou endocrinologia e, depois, trabalhar com doenças genéticas. Na minha cabeça, fazia todo o sentido, já que a maioria das doenças aparece em crianças".

Rayana estudou seis anos na Universidade Federal de Campina Grande, sempre fiel à genética. A instituição, que nasceu com foco em tecnologia e engenharias, também tinha reconhecimento também na área de saúde. "Acompanhei os ambulatórios de genética, desde o primeiro período. Acabava as outras aulas e corria para a sala de genética. Fui conhecendo as histórias das famílias, de superação, dos problemas que enfrentavam; as dificuldades de tratamentos e como poderia ajudar com o diagnóstico".

Eis aí uma das palavras-chave no mundo dos raros: diagnóstico. Rayana percebeu que muitas famílias chegavam aos ambulatórios de genética e passavam anos sem ter um diagnóstico. "Poder dizer: é isso, é muito gratificante. E foi crescendo esse carinho pela especialidade".

Até que em 2013, no último ano de faculdade, então surgiu outra médica, geneticista da Unicamp, que veio discutir alguns casos. "Ao final, ela virou para mim e disse: façam genética. Eu respondi: eu vou fazer genética! Mas para minha surpresa, descobri ali que existia residência em genética. Foi uma virada de chave para mim".

Descobriu que a residência em genética durava três anos. Na hora, Rayana largou todos os planos de fazer a especialização em clínica médica, pediatria ou endocrinologia e resolveu focar na genética. Rayana fez prova de residência para alguns hospitais de São Paulo e acabou escolhendo a USP de Ribeirão Preto, onde ficou de 2015 a 2018. "O que eu já tinha certeza, foi só se fundamentando, aprofundando e eu ia me envolvendo cada vez mais".

Na residência, Rayana conheceu um dos grandes nomes das doenças raras no país: o médico geneticista Charles Marques Lourenço. Além do conhecimento profundo do assunto, Charles impressionou a jovem doutora em outro aspecto: o cuidado ao paciente. "Quando falamos de genética, sempre há muita coisa para estudar. Ele foi uma das pessoas que me mostrou que precisamos nos dedicar, não perder tempo, e fazer tudo que está ao nosso alcance. Porque, às vezes, colocamos na mão do paciente essa responsabilidade de correr atrás, mas tem muita coisa que conseguimos fazer. Hoje em dia, isso é uma coisa que me motiva muito. Saber que eu consigo fazer a diferença. Não só no diagnóstico, mas saber que eu posso oferecer um pouquinho mais do que a consulta. Então, se consigo agilizar alguma coisa, eu vou atrás".

Hoje, Rayana trabalha no Hospital Universitário Alcides Carneiro, em Campina Grande, que é um centro de referência em genética. A instituição conta com um centro de infusão, que funciona há quase 14 anos. "O hospital já participou de alguns estudos clínicos e, hoje, tem um volume muito grande de pacientes, em especial de mucopolissacaridose", conta ela.

A mucopolissacaridose é uma doença rara, hereditária que afeta o metabolismo, causada pela falta de enzimas e cujo tratamento é feito com infusão de medicamentos - vem daí a demanda pelo serviço no Hospital Alcides Carneiro. Rayana fez mestrado em neurofibromatose, mas, no cotidiano, atende pacientes com diversas síndromes e de todas as idades. "Na genética, existem algumas áreas de atuação. Aqui na Paraíba, somos poucos profissionais para uma demanda enorme, então é impossível ficar só com uma área".

Ao terminar a residência, Rayana ainda ficou um tempo em Ribeirão Preto, fazendo mestrado. Aí, vieram os concursos públicos e ela acabou passando para o Alcides Carneiro. E foi no hospital universitário em que está e para o qual voltou, já médica que se deparou com um dos casos mais marcantes da carreira. "Nem era tão raro, mas me marcou muito. Foi o primeiro grande desafio diagnóstico na vida profissional. Era uma menina, internada para investigação. O caso se arrastava havia uns três anos e suspeitava-se que a mãe também tivesse a doença".

É nessas horas que um geneticista troca o estetoscópio pela lupa e assume o papel de detetive para investigar. "Havia suspeita de deficiência de vitamina D, mas a criança tinha várias outras coisas também. No SUS, não temos muito acesso a exames, então é fundamental otimizar as investigações. Eu lembro que eu levantei a suspeita de tirosinemia e, em menos de um mês depois, o laboratório ligou pra minha casa para falar sobre o exame. Eu caí no choro".

Rayana tinha acertado o diagnóstico. "Eu lembro de ter estudado muito o caso, porque havia algumas apresentações atípicas. Então, minha emoção era não apenas por ter acertado, mas porque havia tratamento. Eu podia chegar pra família, dizer o que era e explicar os próximos passos. Quando pegamos um caso, sempre criamos a expectativa de resolvê-lo. Eu lembro que fiquei muito emocionada. Acabou que a menina faleceu um ano, um ano e pouquinho depois. Mas, hoje, eu tenho certeza de que fiz tudo o que estava ao meu alcance. Providenciei o tratamento, mas, infelizmente, a doença já estava mais avançada".

Embora rara, a tirosinemia não é tão incomum dentro da genética. Aquela pequena paciente, porém, durante muitos anos, recebeu tratamento para uma outra condição. "É o que eu falo para os meus alunos: não podemos só sair repetindo os diagnósticos. Precisamos desenvolver um olhar crítico. Não é desconfiando dos outros colegas, mas sempre procurando ver se faz sentido, para não deixar passar batido. E foi exatamente o que aconteceu. Foi um caso que me marcou muito. Vieram muitos depois disso".

Como o de uma família com quatro integrantes afetados por uma doença que ninguém conseguia diagnosticar. Rayana foi chamada para avaliar um menino de 13 anos, com diagnóstico de paralisia cerebral. Foi uma situação muito semelhante. "O técnico do laboratório me ligou e falou: olha, estou vendo aqui algumas alterações que parece com fenilcetonúria. Eu fiquei assim, muito estarrecida, porque é uma doença que o teste do pezinho detecta. Você vai investigar, depois de tantos anos, achando que é uma coisa, mas mostra que é outra. Serve de estímulo para divulgarmos mais informações e não perder vidas para doenças tratáveis".

Nessa família, dos quatro irmãos afetados, dois já haviam falecido quando receberam o diagnóstico. Dos que estão vivos, um tem 30 anos e outro 16. "O diagnóstico precoce teria permitido aquela criança levar uma vida totalmente normal. Ele tinha um quadro clínico de paralisia cerebral e não havia sido avaliado com profundidade. Foi muito bom fechar o diagnóstico, mas, ao mesmo tempo, é muito triste pensar que poderiam ter uma vida normal".

A fenilcetonúria é causada por deficiência na enzima que processa o aminoácido fenilalanina. Quando a pessoa ingere qualquer alimento que contenha fenilalanina, o metabolismo não ocorre e ela se acumula no organismo, causando problemas cerebrais. A medida que começou a atender, ficou claro para a médica a dificuldade de acesso à informação sobre condições genéticas. Pensando em como melhorar isso, ela criou o Genetigram, uma página no Instagram, destinada a difundir conhecimento sobre doenças genéticas. "Eu comecei no hospital universitário e, depois, comecei a atender em consultório. E quando você chega em uma cidade para atender em uma especialidade que ninguém conhece, com um profissional que ninguém sabe o que faz, eu senti a necessidade de ter uma rede social, de começar a divulgar o meu trabalho e a importância da genética. Nesse momento, a história com doenças raras me pegou para valer".

Rayana já recebia muitos pacientes e famílias no hospital, mas, no consultório, as demandas cresceram. Rapidamente, ela entendeu que as pessoas que precisavam não sabiam nada do assunto; ou as que já sabiam, ainda assim, tinham dificuldade de ter acesso à informação. "Criei o Genetigram no final de 2018, mas comecei a trabalhar realmente no começo de 2020, pouco antes do início da pandemia. Pouco a pouco, ele deixou de ser uma ferramenta para divulgar o meu trabalho e passou a ser um lugar para compartilhar informações sobre doenças genéticas. Há poucos médicos geneticistas no Brasil e não é permitido fazer consulta por redes sociais. Mas eu abro a caixinha de perguntas para tirar dúvidas. Tento ajudar ou dar alguma orientação, dentro das minhas limitações".

Nos posts, Rayana fala sobre condições genéticas, sobre diversas síndromes ou sobre alguns sintomas. E sobre a própria genética que, para a maioria das pessoas, é uma coisa muito difícil e complexa. "É complexo, mas precisamos tornar acessível. Traduzir. Genética é o que a gente é. Todo mundo tem DNA, Isso não é coisa só de laboratório. E é preciso fazer com que isso chegue à população, de forma a ajudar e não de escantear. Quando falamos de genética, até para as pessoas da área de saúde, parece que é uma coisa de outro mundo, coisa de país desenvolvido. Mas não é. Genética está em todo lugar. Genética não escolhe classe social. Não escolhe família, doença genética pode acontecer com qualquer um. E o Genetigram é isso, conversa com todo mundo".

Com a pandemia, Rayana passou também a atender por telemedicina, apesar das limitações, já que, por exemplo, fazer um exame físico de forma remota é mais difícil. "Eu percebi o quanto eu poderia ajudar com a telemedicina. Eu atendi pessoas de um ponto a outro do país, de outros países, de outras línguas. E pessoas que não teriam acesso à genética, porque moram longe, em lugares que nem tem geneticistas. Isso foi uma coisa que a telemedicina conseguiu alcançar".

A médica admite que há outros aspectos na genética que a encantam: a falta de rotina e a necessidade de estar sempre estudando. "Quando eu comecei a conhecer a especialidade, isso foi uma coisa que me agradou muito. Porque, assim, eu gostava de adulto e gostava de criança: a genética tinha os dois. Eu gostava de investigar, de mistério, de desafio. E acho que a genética me realiza em todos os sentidos. Nessa questão desafio de estar tentando buscar... Eu gosto do fato de poder acompanhar a família. Não é só o paciente. Acompanho e oriento a criança, o adulto, os irmãos e os pais. É uma conversa muito plural, que não se restringe ao paciente. É a família toda".

Esse olhar para a família como um todo é fundamental na genética. "Às vezes você vê um paciente, olha para a mãe, e tem a mesma coisa. E não só em dar diagnóstico. Mas é uma coisa que, às vezes, acontece no Brasil como um todo, que é muito cultural, por exemplo, o mito de que na minha família, acontece essa doença. E às vezes, nem é. Às vezes, é uma coisa que aconteceu naquela criança. E a gente começa a esclarecer isso. E a gente ajuda a família a perder esse medo, às vezes um preconceito com aquele núcleo familiar. É muito bacana, porque reconstrói o pensamento do paciente. Tiram algumas amarras que possam existir".

Como boa detetive, Rayana sempre abre o jogo com seus pacientes e seus seguidores no Genetigram: é preciso alinhar as expectativas. "O paciente traz as peças e eu tento montar o quebra-cabeça para descobrir aquele mistério. Nem sempre é fácil. Quando olhamos os estudos, mundo afora, tem lugar que não consegue chegar a 50% de taxa de diagnóstico, seja porque faltam exames, seja porque a doença nem foi descrita ainda. Não existe um exame genético perfeito. Um mapeamento, tem muitas coisas para investigar, às vezes tem que ter tempo para analisar os sintomas".

E olha que a ciência, no mundo todo, tenta correr contra o relógio para oferecer mais respostas às doenças raras. "Eu tenho uma paciente que veio pra mim logo que cheguei aqui, em 2018. Só fechamos o diagnóstico dela no ano passado. Ela tem uma doença que só foi descrita em 2019. Conversei com os pais e expliquei: se tivéssemos feito o último exame em 2018, possivelmente, ela não teria diagnóstico. O importante é não desistir. Os exames deram normais, então, tchau? Não é uma coisa que eu faço. Eu alinho as expectativas e continuo acompanhando. Existe a possibilidade de, em algum momento, a doença ser descrita. A médica sabe que, com essa vibe de nunca desistir, a família se torna parceira e sabe que pode contar comigo com ela na investigação. Para Rayana, esse fator é muito importante. "Sabe uma coisa que acontece muito? O médico diz que não tem diagnóstico, que não tem uma resposta, e a família se sente abandonada. É muito injusto. Eles já estão muito machucados por não ter uma resposta. É importante ter o diagnóstico para tratar e para a família saber se foi herdado, se pode ter outros filhos. Tem muitos casais que vivem amarrados, com medo de ter um outro filho com o mesmo problema. E viver todo aquele sofrimento de novo. E quando conseguimos dizer que a chance é de 1%, ou de 25%, ou que pode fazer a fertilização in vitro... Damos uma chance para o casal repensar. Quando eles tem um filho afetado, a impressão é que o outro vai ter. Mas existe a chance de não ser. Isso muda a perspectiva familiar. Se tem o risco e tira a dúvida, isso tira a angústia, porque não sabia se tinha a chance de ser ou não afetado".

No começo, Rayana se desesperava para fechar um diagnóstico. Quando recebia um exame sem alterações, ficava ansiosa e angustiada. Hoje em dia, porém, a médica passou a prezar mais pela esperança de que, em algum momento, a verdade vai aparecer. "Não saio da luta, mas não deixo ela me abalar. Não posso dar conta do mundo inteiro. São 200 doenças novas todo ano. É muita coisa. São mais de oito mil doenças genéticas, doenças raras. Eu sempre falo para os pacientes e para os alunos: se você vem aqui com a expectativa de que eu conheça todas as síndromes, pode esquecer. Meu papel aqui é tentar chegar a um diagnóstico, e estudar e me esforçar para tanto, mas não quer dizer que eu já conheça todas elas".

Às vezes, no Genetigram, alguém pergunta: Rayana, você conhece um especialista em tal doença? E ela responde que conhecer um especialista em uma doença que tem dez casos no mundo, é complicado. "Você pode ter tido experiência de ter tido um caso, mas mais do que isso, você precisa de alguém que estude aquela doença, que vá atrás de informação, mesmo que nunca tenha visto outro caso. Em relação a doenças que nunca foram diagnosticadas, é preciso ter profissionais que ajudem, pesquisem, se interessem. E esse, eu sei, é o meu grande papel".

Um papel que ganhou novos horizontes com o Prêmio Mulheres Raras. "O prêmio desperta a curiosidade das pessoas, faz com que mais gente tenha vontade de aprender sobre as doenças raras. E, em genética, compartilhar informação é fundamental".

CAPÍTULO 15

EMPATIA RARA

Há mulheres que se tornam raras pela maternidade. Outras, descobrem em si ou em um parente próximo uma síndrome incomum. E ainda há aquelas que se entregam de corpo e alma à causa apenas por amor e empatia. Desde que o Instituto Vidas Raras foi criado, em 2009, tivemos a honra de contar com mulheres que nos estenderam as mãos e nos deram seu tempo, sua visibilidade, sua força, sua coragem.

O Prêmio Mulheres Raras não poderia esquecê-las. São mulheres como a atriz Bianca Rinaldi, que entrou nas nossas vidas em 2009, quando o Twitter dominava todos os assuntos. E ela foi tão solícita quando nós a convidamos por meio do Dudu Próspero, o filho da nossa vice-presidente, Regina Próspero. Desde então, não deixou um minuto de usar sua imagem — mais do que isso, de nos doar sua imagem, seu carinho e seu amor — para que as pessoas com doenças raras pudessem se tornar mais conhecidas e para que a conscientização chegasse ao grande público.

A atriz Adriana Birolli também não mede esforços para ser madrinha das doenças raras. A tal ponto que criou uma peça de teatro para divulgar as doenças raras e viaja com o espetáculo por todo o Brasil. No fim, ela leva os espectadores a questionarem a invisibilidade desses tantos milhões de brasileiros. Uma mulher rara e tanto. Igualzinho a multi talentosa Julianne Trevisol. Atriz e bailarina, ela é uma madrinha muito presente. Nos últimos 15 anos, ela sempre está conosco. Nos nossos eventos, trata com um carinho fora de comum os raros e suas famílias. Sem falar que, todas as vezes em que foi procurada para conscientizar, ela aceitou de cara e a ainda engajou outras pessoas do meio artístico.

Engajamento é a palavra de ordem para a jornalista Larissa Carvalho, ou, simplesmente, a mãe do Theo. Sua luta pelo teste do pezinho ampliado, finalmente vitoriosa, rendeu o primeiro passo para que milhares de raros sejam diagnosticados precocemente. Uma luta pela vida. Por que uma mãe se expõe dessa maneira para salvar filhos que não são dela? A resposta está no documentário "Uma gota de esperança", que conta essa história.

A história de Regina ainda não virou filme. Mas é cinematográfica. Fundadora do Instituto Vidas Raras juntamente com outras mães. Ela soube transformar em luta o luto pela perda do filho Niltinho, aos 6 anos. Descobriu que estava perdendo Dudu e virou o jogo. Foi atrás da solução e fez do garoto um homem raro, que leva uma vida produtiva. Ainda teve mais um filho, o Léo, que nasceu saudável. Tudo isso ajudando a botar de pé o Instituto, brigando para que os medicamentos chegassem às pessoas, para que os raros deixassem de ser números e ganhassem nomes e rostos.

A jornada da vice-presidente do Vidas Raras teria sido muito mais complicada se outra mulher não lhe estendesse a mão. Hoje presidente do Instituto, Maria José Silveira sofre de uma doença rara: empatia. Vizinha de Regina, não hesitou em cuidar de Leo, enquanto Regina levava Dudu para participar de um estudo clínico em Porto Alegre. Desde então, Maria José não deixou mais o universo dos raros. E só nos resta pedir por um mundo com mais mulheres como ela.

E como seria ótimo se houvesse mais guerreiras como Luciana Pimentel, advogada, líder do colegiado em Recife do grupo Mulheres do Brasil, que agitou todo o país com o movimento Unidos pela Vacina, entre tantos outros projetos. Luciana lutou com o Instituto pela ampliação do teste do pezinho e, com certeza, estará ao nosso lado em outros desafios.

A jornalista Ivana Moreira é outra dessas mulheres que o destino colocou no caminho do Instituto para nos ajudar a encarar o que vier pela frente. Profissional multidisciplinar, tem mil e uma tarefas, mas desde que conheceu a causa dos raros, "se vira nos 30" para arrumar tempo quando precisamos. Foi ela que nos inspirou a fazer o livro do Instituto Vidas Raras e a permitir que outras pessoas pudessem conhecer histórias tão inspiradoras.

E o que dizer da doutora Tânia Bachega, uma das maiores referências do país em doenças raras? Livre-docente em endocrinologia na Faculdade de Medicina da USP e presidente da Sociedade Brasileira de Triagem Neonatal e Erros inatos do Metabolismo, ela conquistou — e conquista diariamente — muitos raros e suas famílias, graças à sua capacidade de traduzir a ciência de um jeito que todos entendem. A médica que qualquer paciente gostaria de ter, uma verdadeira doutora em humanidade.

"Nós sabemos como é a odisseia de um paciente com doença rara até ter o diagnóstico. Vivemos a aflição dos pais. Procuramos educar os profissionais da saúde, fazendo cursos gratuitos. Nossa bandeira é a expansão do teste do pezinho: nossa população tem direito ao diagnóstico precoce A lei foi aprovada, mas vocês sabem que ainda temos muito o que fazer", diz a médica, lembrando que o Mulheres Raras foi o primeiro prêmio da sociedade civil que recebeu. "Eu vivencio a força dos raros e essa força me dá mais força ainda para continuar". Seguimos juntas.

Fim

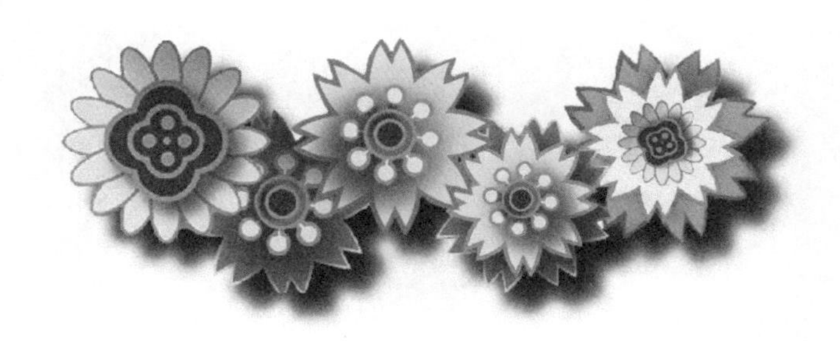

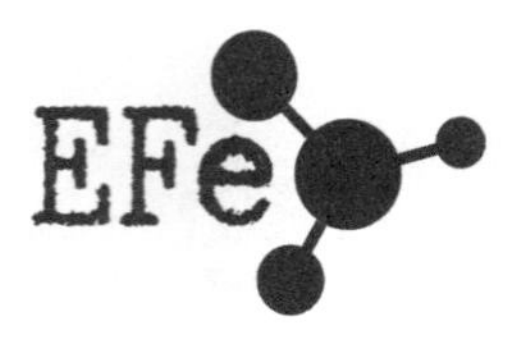

Este livro foi composto com tipologias HeyMagnolia, Quicksand e Savoye e impresso em papel off set setenta e cinco gramas no quadraségimo sétimo ano da primeira comemoração do Dia Internacional das Mulheres instituído pelas ONU (Organizações das Nações Unidas).

São Paulo, março de dois mil e vinte e dois.